40代が、こんなにしんどいなんて聞いてなかった

I didn't know
40's is so hard.

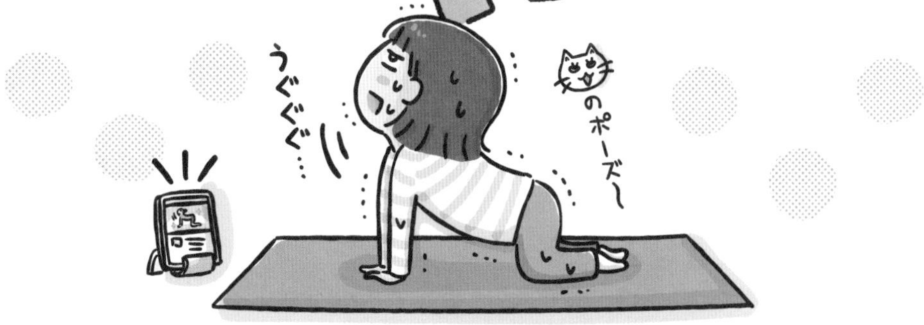

フカザワナオコ
Naoko Fukazawa

幻冬舎

Contents

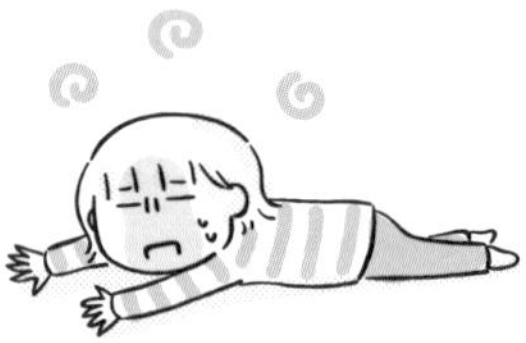

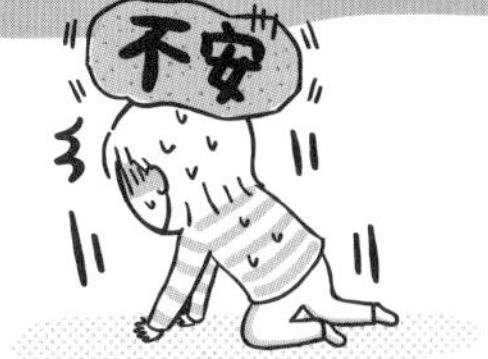

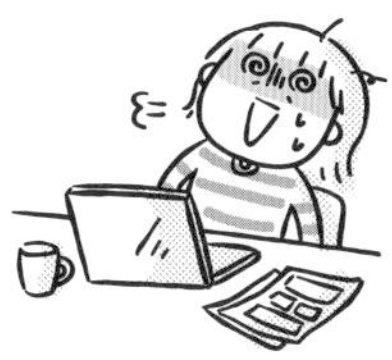

第3章 ココロ 85

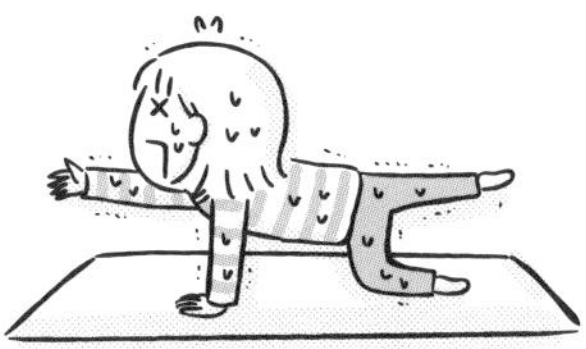

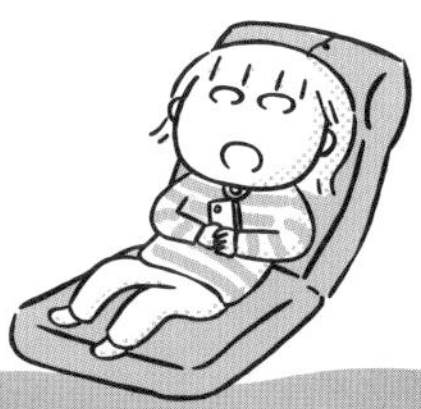

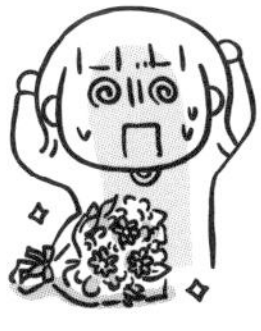

はじめに

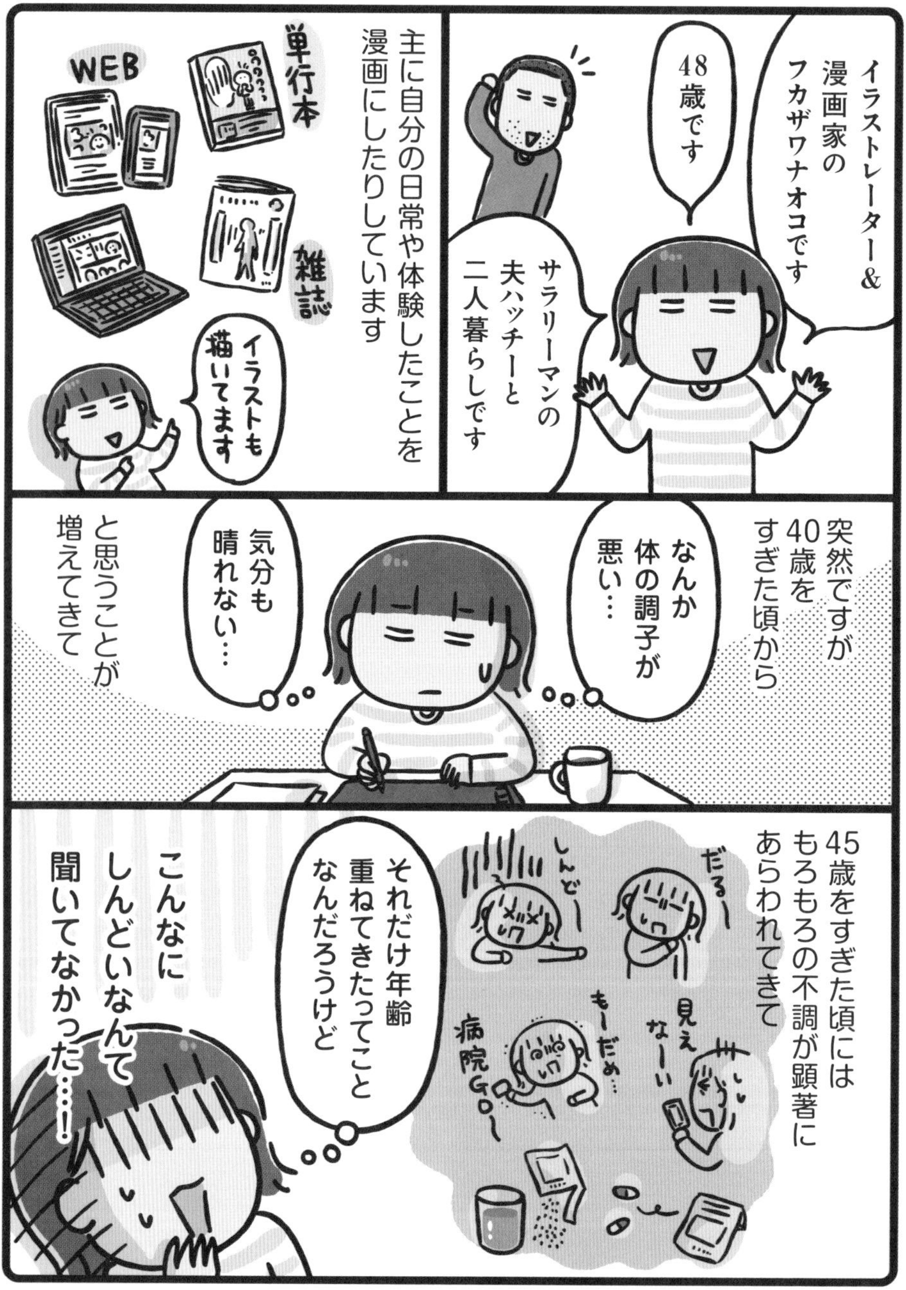

イラストレーター&
漫画家の
フカザワナオコです
48歳です
サラリーマンの
夫ハッチーと
二人暮らしです
主に自分の日常や体験したことを
漫画にしたりしています
単行本
WEB
雑誌
イラストも
描いてます
突然ですが
40歳を
すぎた頃から
なんか
体の調子が
悪い…
気分も
晴れない…
と思うことが
増えてきて
45歳をすぎた頃には
もろもろの不調が顕著に
あらわれてきて
だる〜
しんど〜
見え
な〜い
も〜だめ…
病院GO〜
それだけ年齢
重ねてきたってこと
なんだろうけど
こんなに
しんどいなんて
聞いてなかった…！

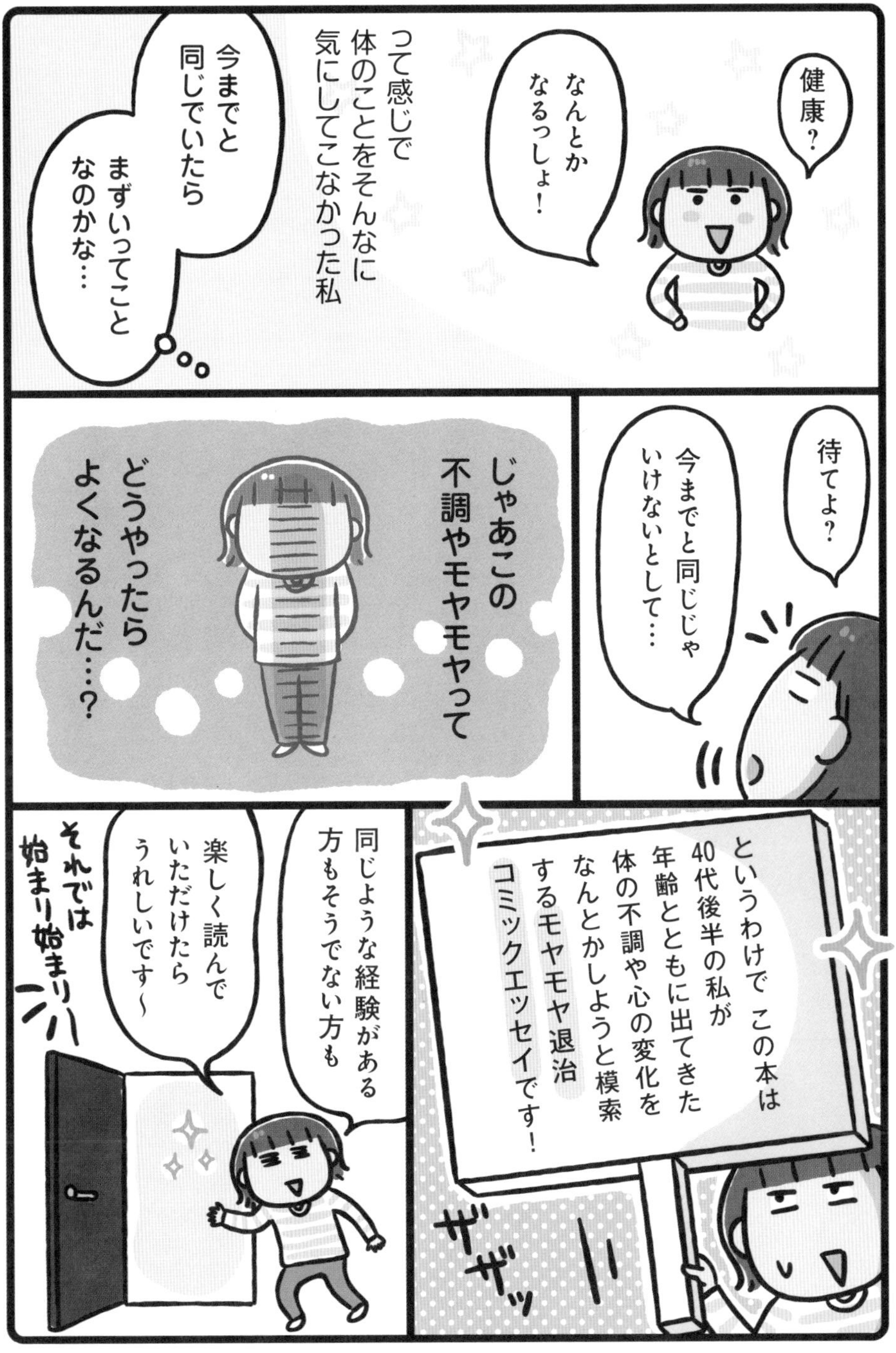
健康？
なんとかなるっしょ！
って感じで体のことをそんなに気にしてこなかった私
今までと同じでいたらまずいってことなのかな…
待てよ？
今までと同じじゃいけないとして…
じゃあこの不調やモヤモヤってどうやったらよくなるんだ…？
というわけで この本は40代後半の私が年齢とともに出てきた体の不調や心の変化をなんとかしようと模索するモヤモヤ退治コミックエッセイです！
ザザッ
同じような経験がある方もそうでない方も
楽しく読んでいただけたらうれしいです～
それでは始まり始まり

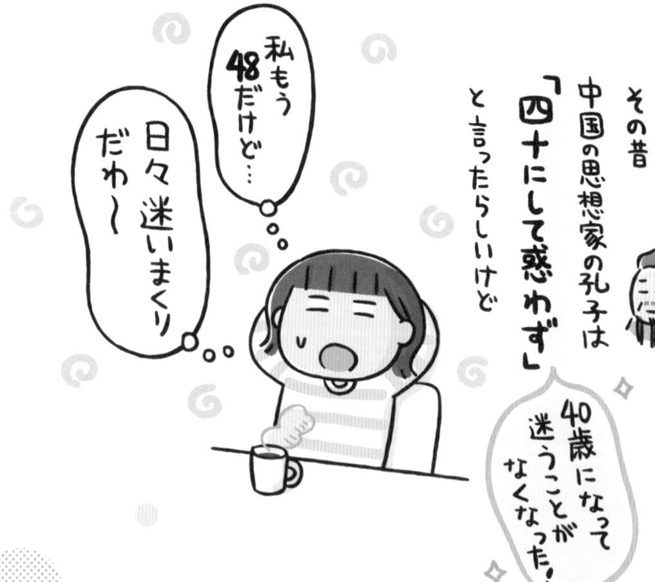
その昔
中国の思想家の孔子は
「四十にして惑わず」
と言ったらしいけど
40歳になって迷うことがなくなった!
私もう48だけど…
日々迷いまくりだわ〜

第1章

カラダ

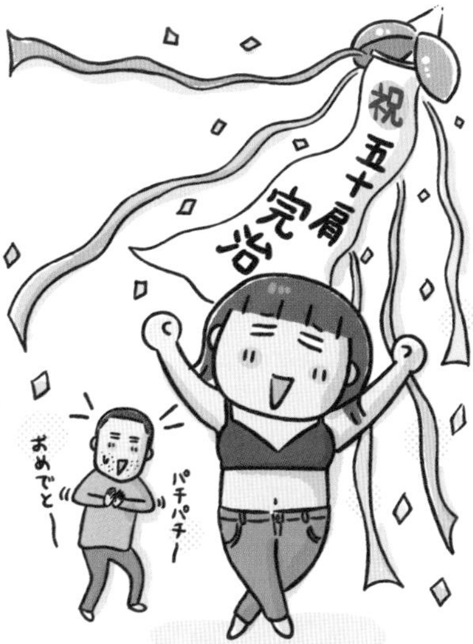
祝
五十肩完治
パチパチー
おめでとー

Chapter 1
KARADA

はじめての五十肩

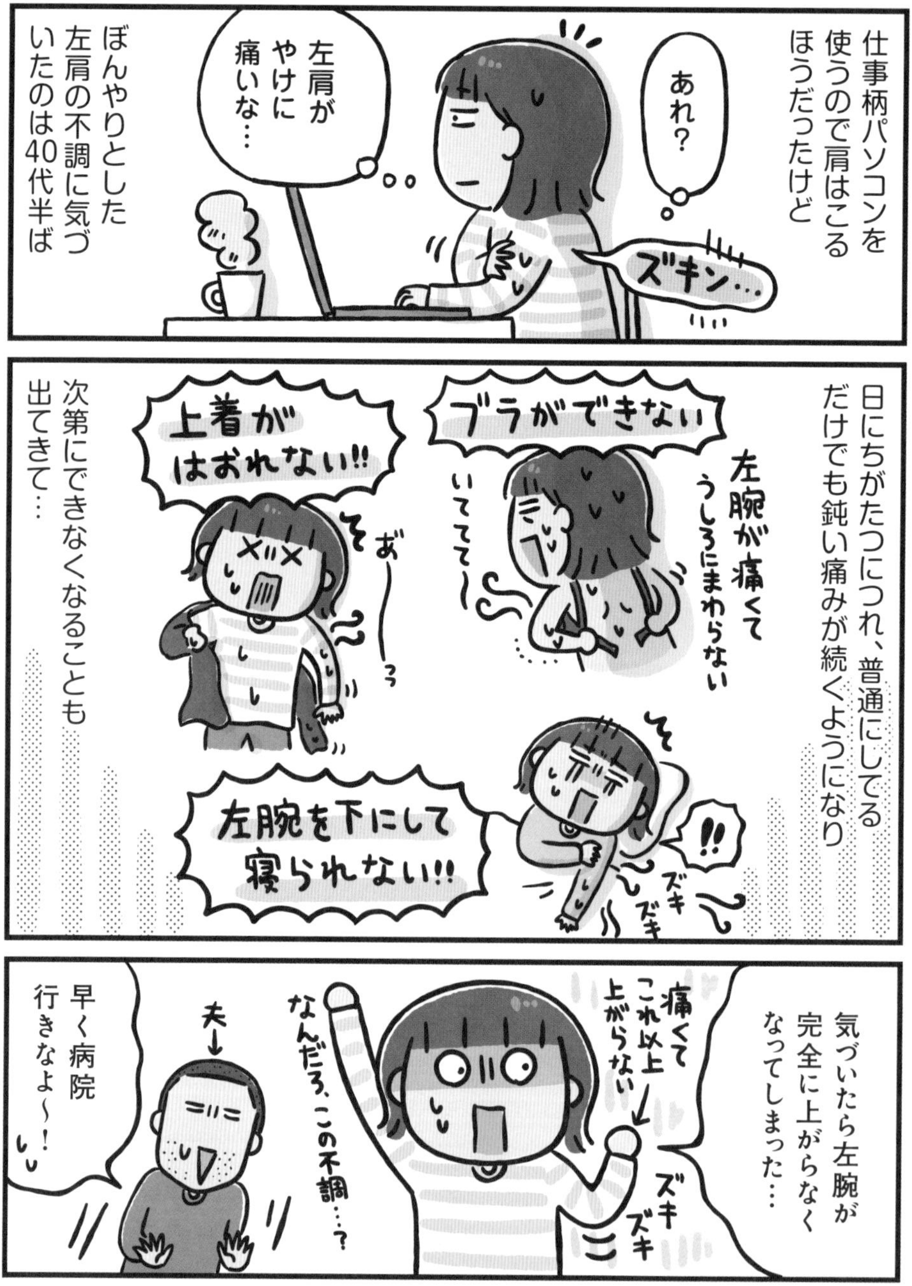

仕事柄パソコンを使うので肩はこるほうだったけど
あれ?
ズキン…
左肩がやけに痛いな…
ぼんやりとした左肩の不調に気づいたのは40代半ば
日にちがたつにつれ、普通にしてるだけでも鈍い痛みが続くようになり
ブラができない
左腕が痛くてうしろにまわらない
いてててて〜
上着がはおれない!!
あ〜っ
左腕を下にして寝られない!!
!!
ズキズキ
次第にできなくなることも出てきて…
気づいたら左腕が完全に上がらなくなってしまった…
痛くてこれ以上上がらない
ズキズキ
なんだろ、この不調…?
夫
早く病院行きなよ〜!

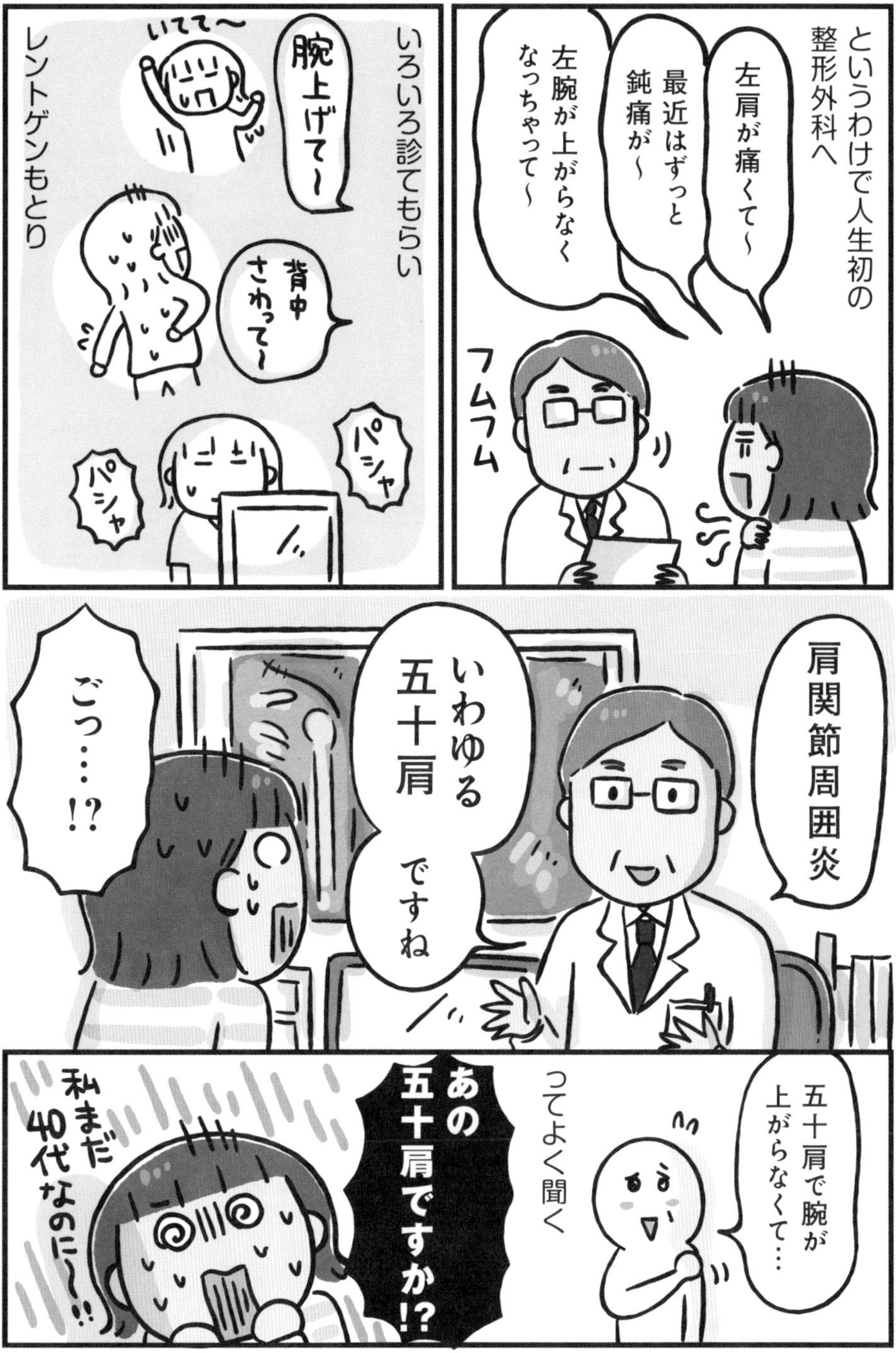
というわけで人生初の整形外科へ
左肩が痛くて～
最近はずっと鈍痛が～
左腕が上がらなくなっちゃって～
フムフム
いろいろ診てもらい
腕上げて～
いてて～
背中さわって～
レントゲンもとり
パシャ
パシャ
肩関節周囲炎
いわゆる五十肩ですね
ごっ…!?
五十肩で腕が上がらなくて…
ってよく聞く
あの五十肩ですか!?
私まだ40代なのに～!!

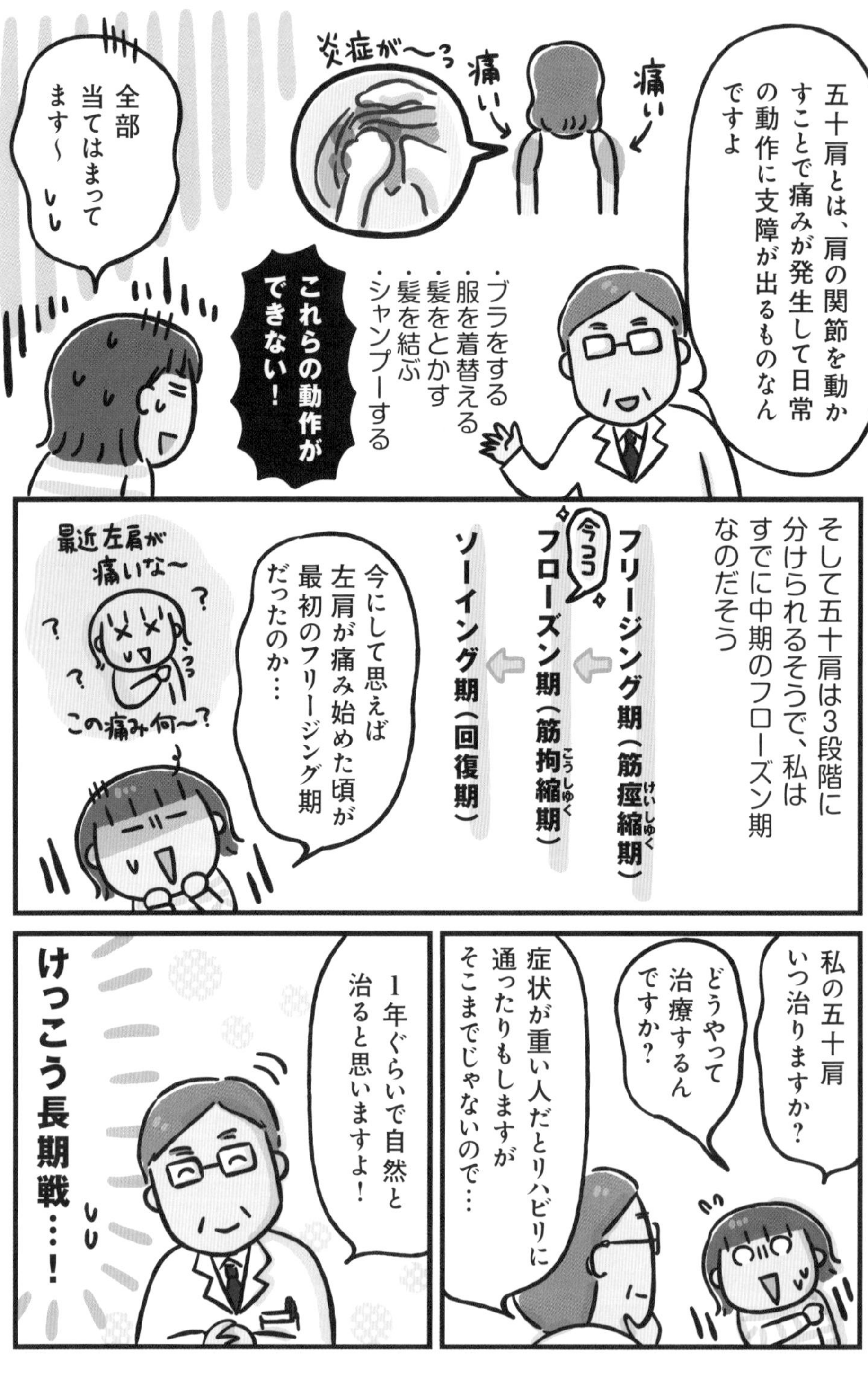
五十肩とは、肩の関節を動かすことで痛みが発生して日常の動作に支障が出るものなんですよ
痛い
痛い
炎症が〜っ
・ブラをする
・服を着替える
・髪をとかす
・シャンプーする
これらの動作ができない!
全部当てはまってます〜
そして五十肩は3段階に分けられるそうで、私はすでに中期のフローズン期なのだそう
フリージング期(筋痙縮《けいしゅく》期)
今ココ
フローズン期(筋拘縮《こうしゅく》期)
ソーイング期(回復期)
今にして思えば左肩が痛み始めた頃が最初のフリージング期だったのか…
最近左肩が痛いな〜
この痛み何〜?
私の五十肩いつ治りますか?
どうやって治療するんですか?
症状が重い人だとリハビリに通ったりもしますがそこまでじゃないので…
1年ぐらいで自然と治ると思いますよ!
けっこう長期戦…!

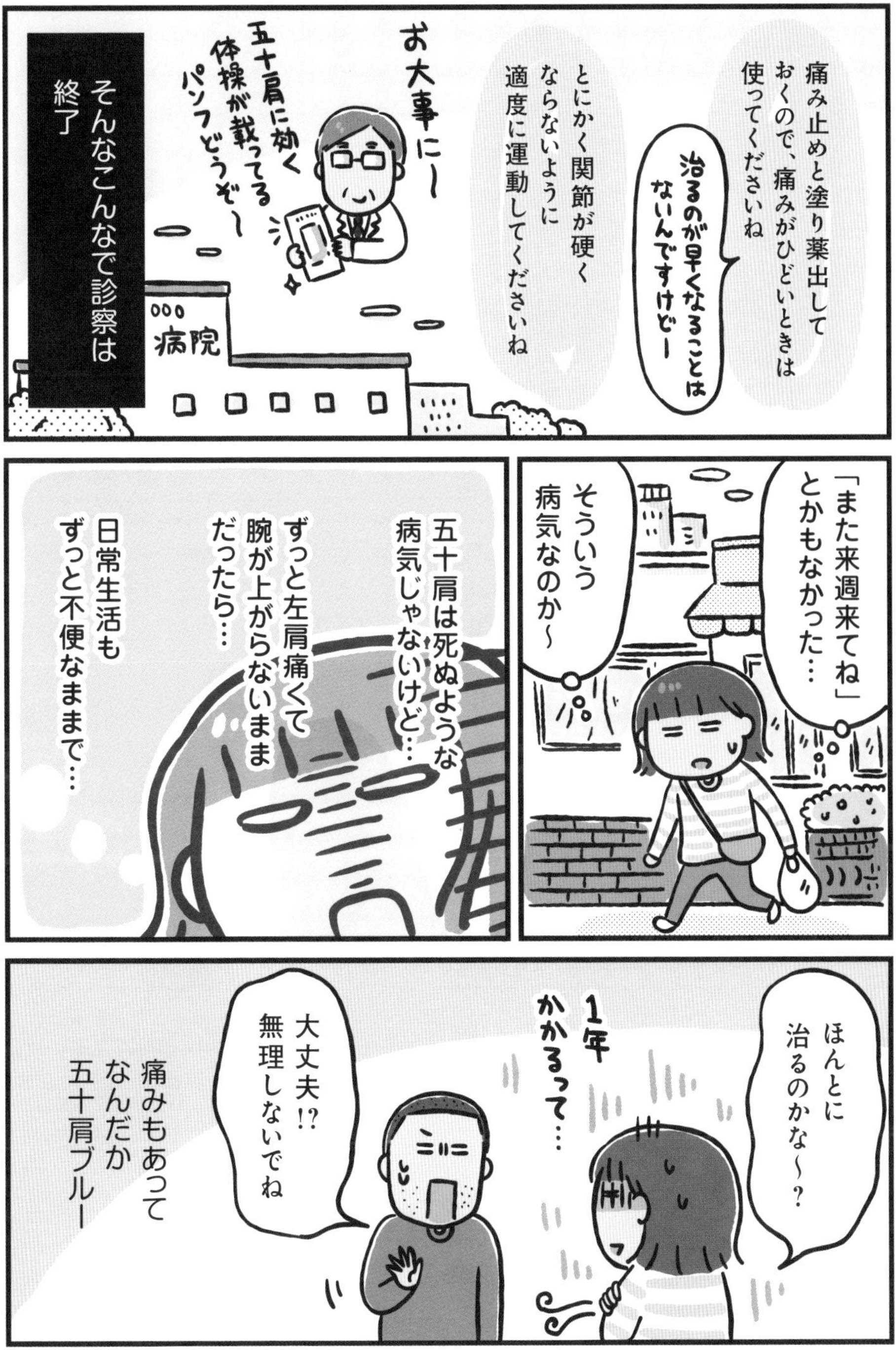
痛み止めと塗り薬出しておくので、痛みがひどいときは使ってくださいね
治るのが早くなることはないんですけどー
とにかく関節が硬くならないように適度に運動してくださいね
お大事に〜
五十肩に効く体操が載ってるパンフどうぞ〜
病院
そんなこんなで診察は終了
「また来週来てね」とかもなかった…
そういう病気なのか〜
五十肩は死ぬような病気じゃないけど…
ずっと左肩痛くて腕が上がらないままだったら…
日常生活もずっと不便なままで…
ほんとに治るのかな〜？
1年かかるって…
大丈夫!? 無理しないでね
痛みもあってなんだか五十肩ブルー

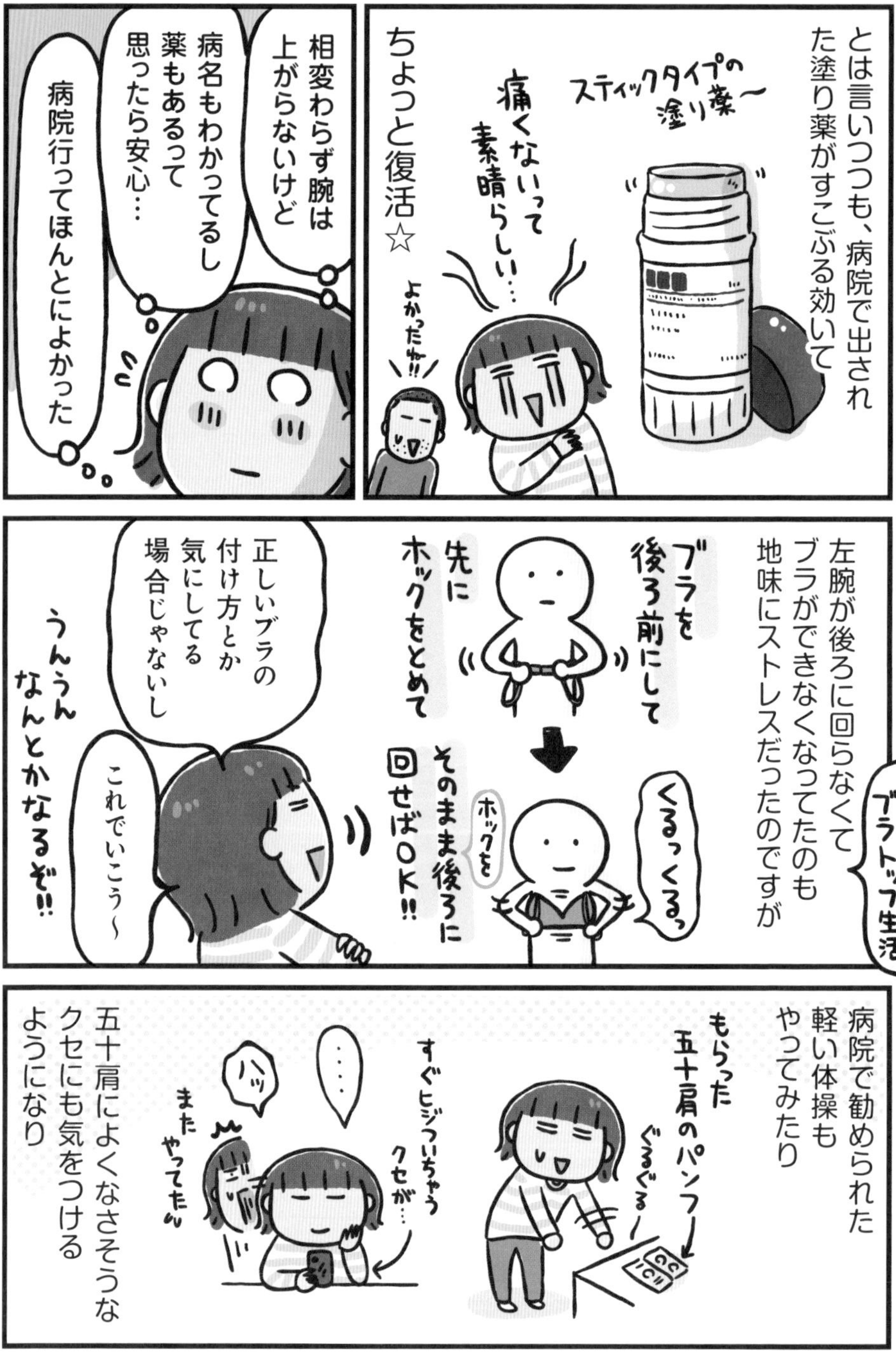
とは言いつつも、病院で出された塗り薬がすこぶる効いて
スティックタイプの塗り薬〜
痛くないって素晴らしい…
よかったね!!
ちょっと復活☆
相変わらず腕は上がらないけど
病名もわかってるし薬もあるって思ったら安心…
病院行ってほんとによかった
左腕が後ろに回らなくてブラができなくなってたのも地味にストレスだったのですが
なのでずっとブラトップ生活
ブラを後ろ前にして先にホックをとめて
くるっくるっ
ホックをそのまま後ろに回せばOK!!
正しいブラの付け方とか気にしてる場合じゃないし
これでいこう〜
うんうんなんとかなるぞ!!
病院で勧められた軽い体操もやってみたり
もらった五十肩のパンフ
ぐるぐる〜
すぐヒジついちゃうクセが…
……
ハッ
またやってた
五十肩によくなさそうなクセにも気をつけるようになり

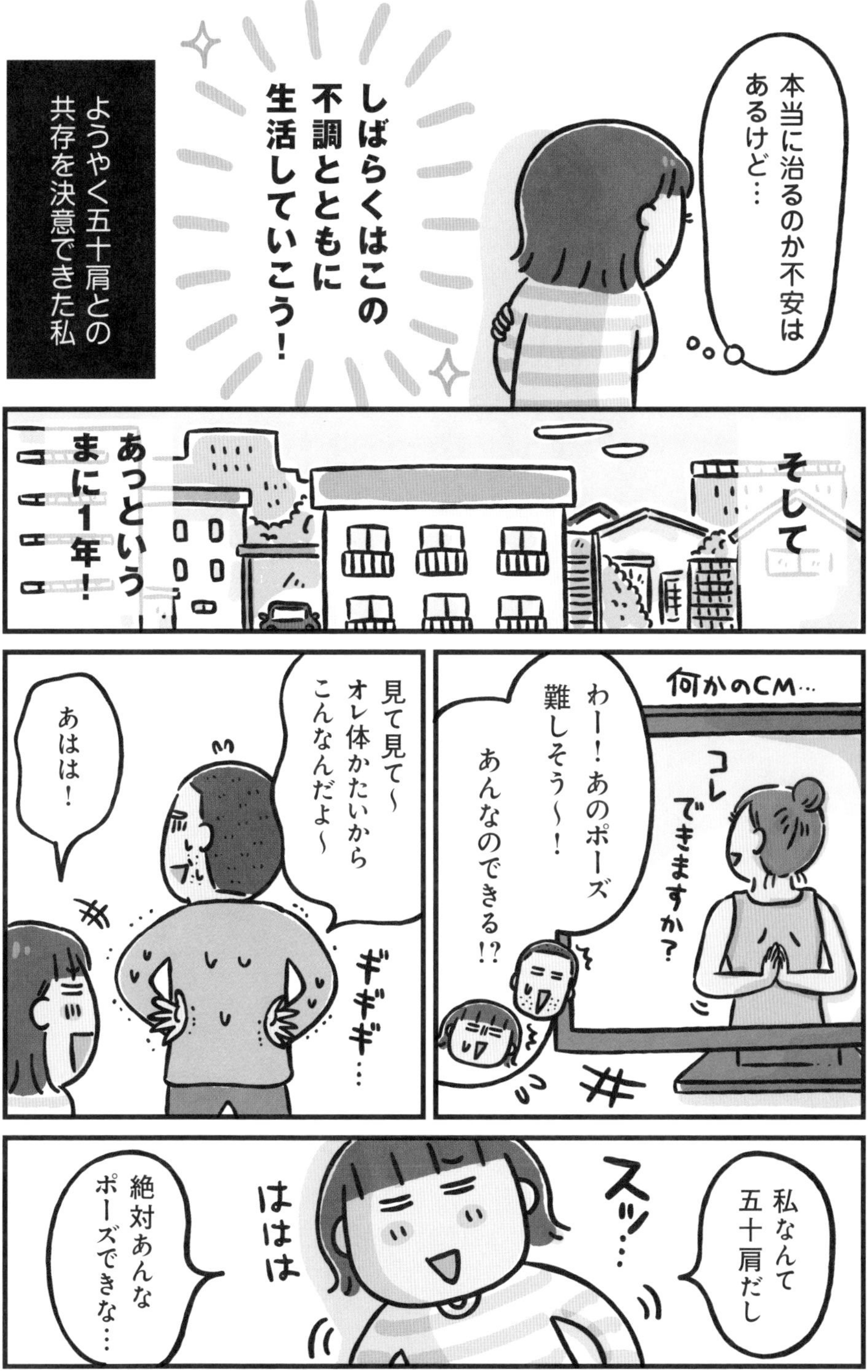
本当に治るのか不安はあるけど…
しばらくはこの不調とともに生活していこう!
ようやく五十肩との共存を決意できた私
そして
あっというまに1年!
何かのCM…
コレできますか?
わー!あのポーズ難しそう～!
あんなのできる!?
見て見てオレ体かたいからこんなんだよ～
ギギギ…
あはは!
私なんて五十肩だし
スッ…
ははは
絶対あんなポーズできな…

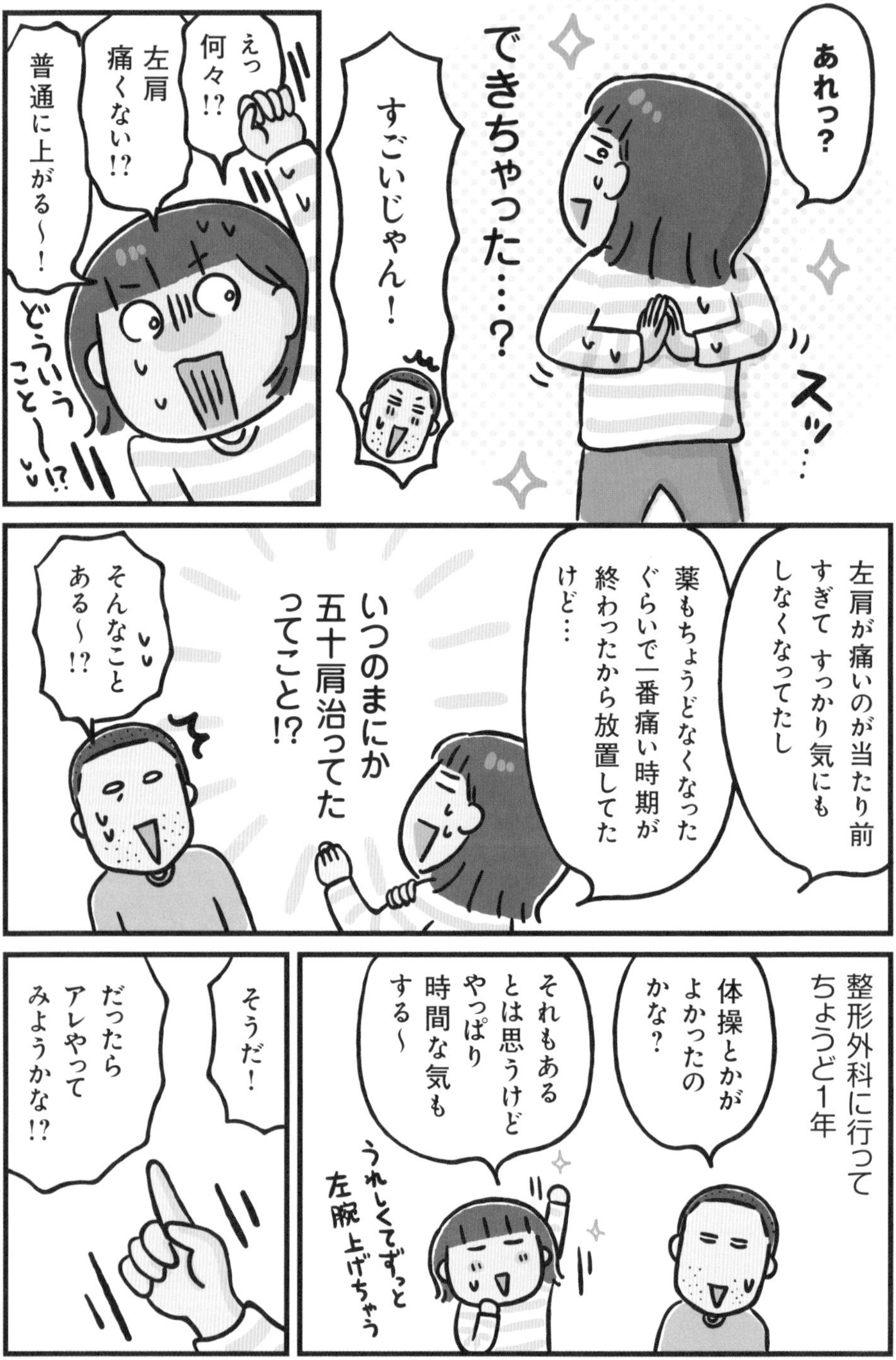
あれっ?
できちゃった…?
スッ…
すごいじゃん!
えっ
何々!?
左肩
痛くない!?
普通に上がる〜!
どういうこと〜!?
左肩が痛いのが当たり前すぎて すっかり気にもしなくなってたし
薬もちょうどなくなったぐらいで一番痛い時期が終わったから放置してたけど…
いつのまにか五十肩治ってたってこと!?
そんなことある〜!?
整形外科に行ってちょうど1年
体操とかがよかったのかな?
それもあるとは思うけどやっぱり時間な気もする〜
うれしくてずっと左腕上げちゃう
そうだ!
だったらアレやってみようかな!?

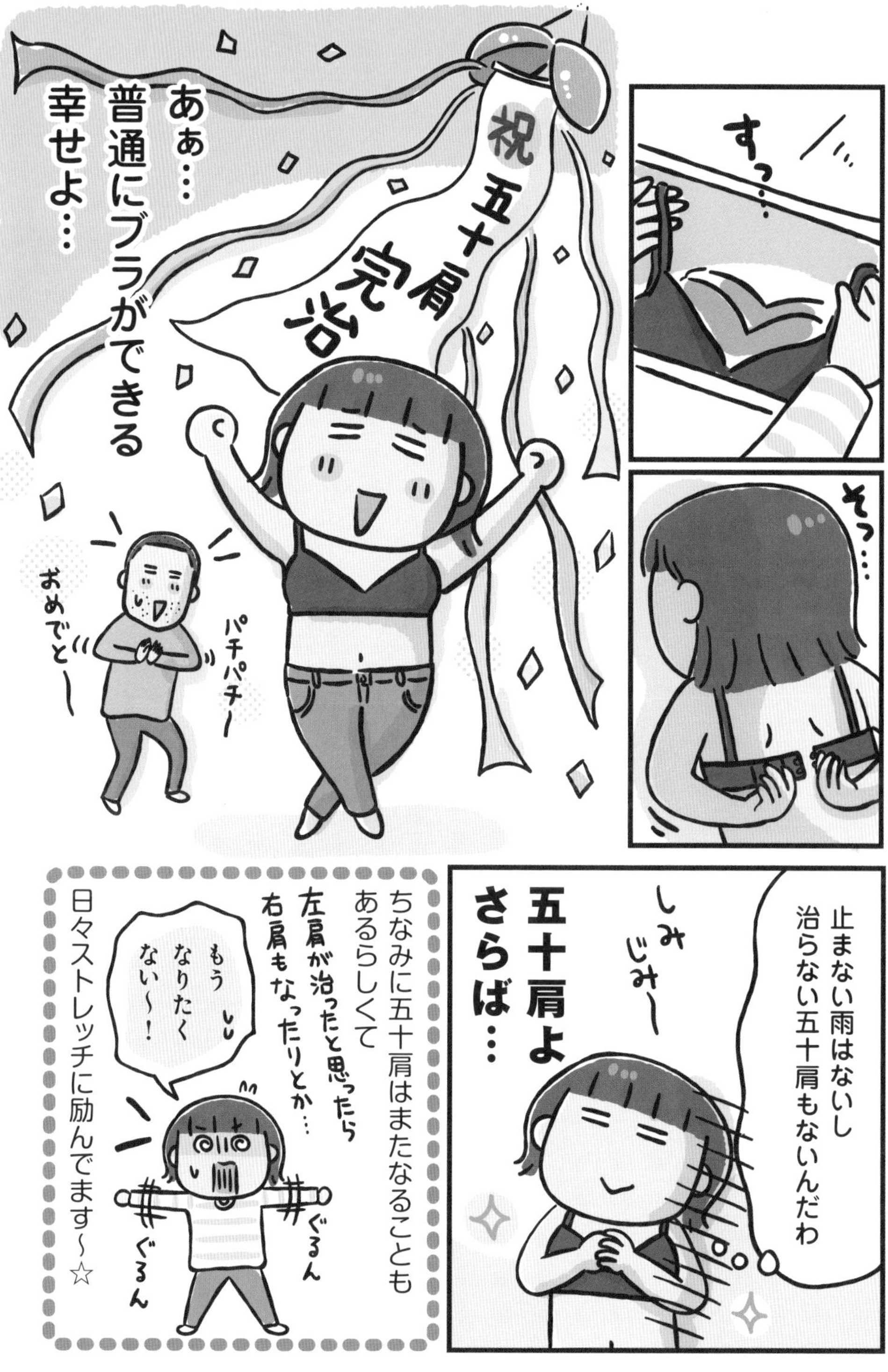

すっ…
そっ…
祝 五十肩完治
あぁ…普通にブラができる幸せよ…
パチパチ〜
おめでと〜
止まない雨はないし治らない五十肩もないんだわ
しみじみ〜
五十肩よさらば…
ちなみに五十肩はまたなることもあるらしくて
左肩が治ったと思ったら右肩もなったりとか…
もうなりたくない〜!
ぐるん ぐるん
日々ストレッチに励んでます〜☆

五十肩のときに よくやってた運動

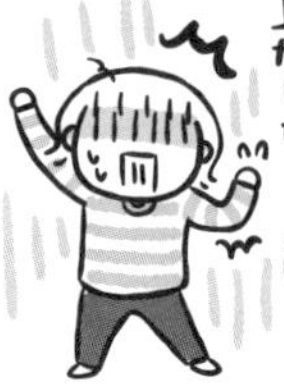
これ以上
上がらないよ〜

《振り子運動》

五十肩の方の腕を振り子のように内回りで回す運動

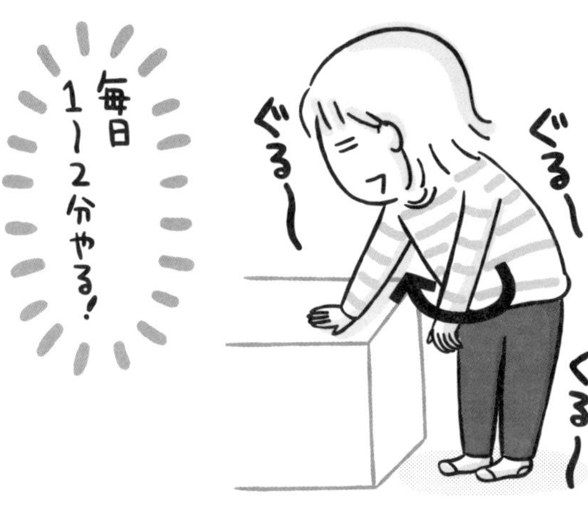
ぐる〜
ぐる〜
ぐる〜
毎日1〜2分やる！

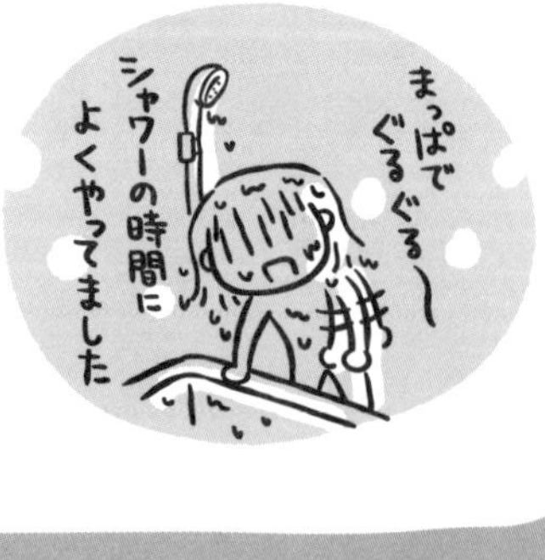
まっぱでぐるぐる〜
シャワーの時間によくやってました

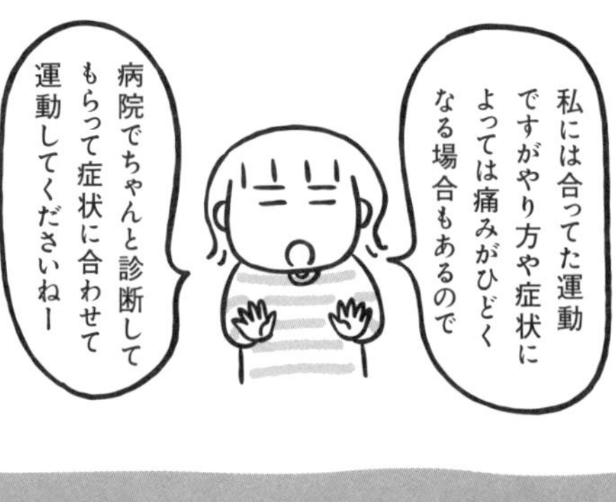
私には合ってた運動ですがやり方や症状によっては痛みがひどくなる場合もあるので
病院でちゃんと診断してもらって症状に合わせて運動してくださいねー

反省!!

今思えば 五十肩に絶対よくなかった クセ&生活習慣

①カバンを同じ方に持つ

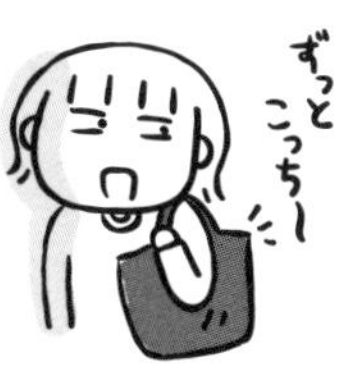
ずっとこっち〜

②ひじをつく

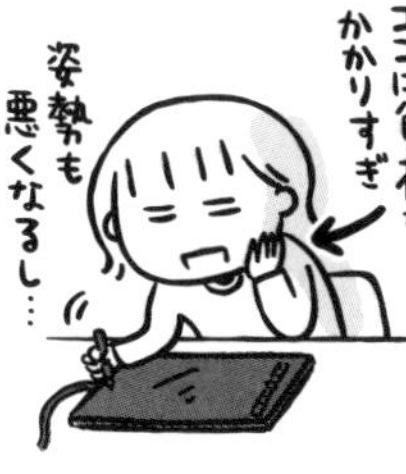
ココに負荷がかかりすぎ
姿勢も悪くなるし…

③足を組む

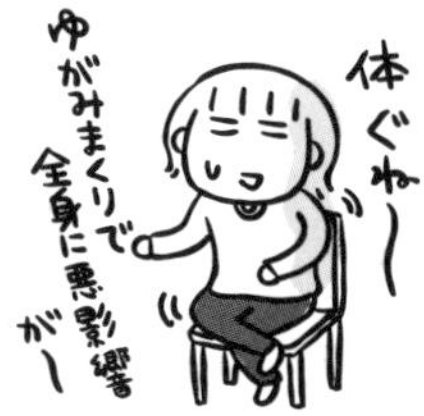
体ぐね〜
ゆがみまくりで全身に悪影響が〜

④運動不足

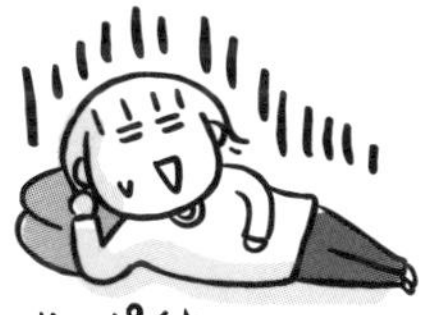

やっぱ体動かさないと〜!

⑤座椅子生活

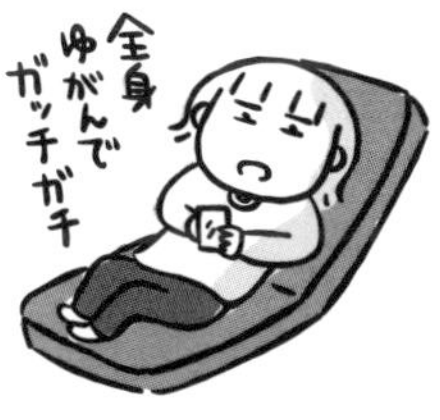
全身ゆがんでガッチガチ

⑥シャワー

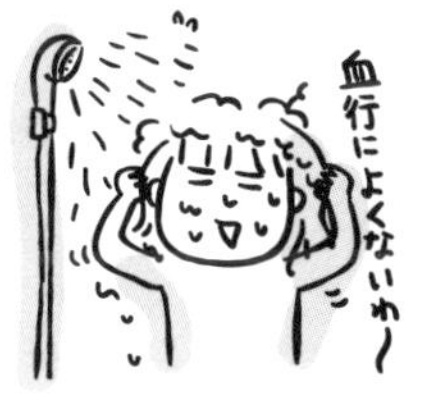
血行によくないわ〜

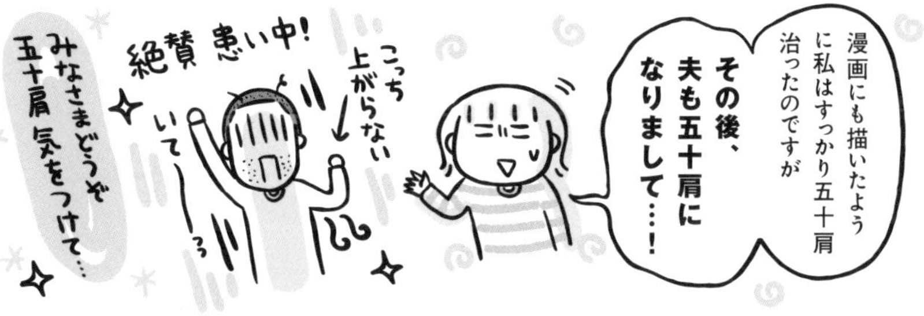
漫画にも描いたように私はすっかり五十肩治ったのですが
その後、夫も五十肩になりまして…!
絶賛 患い中!
こっち上がらない
いて〜っ
みなさまどうぞ五十肩 気をつけて…

気圧と不調

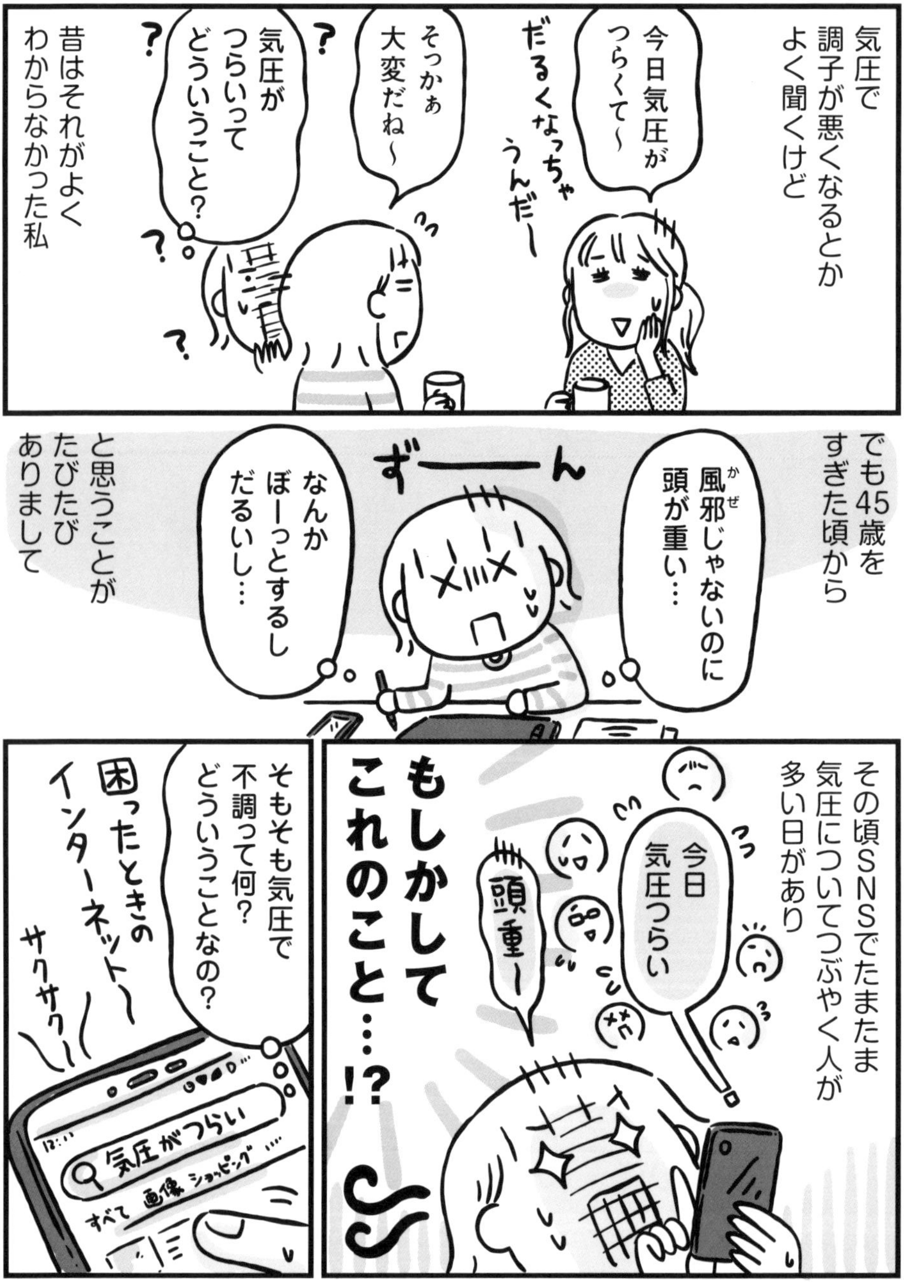

気圧で調子が悪くなるとかよく聞くけど
今日気圧がつらくて〜
だるくなっちゃうんだ〜
そっかぁ大変だね〜
気圧がつらいってどういうこと?
昔はそれがよくわからなかった私
でも45歳をすぎた頃から
風邪《かぜ》じゃないのに頭が重い…
ずーーん
なんかぼーっとするしだるいし…
と思うことがたびたびありまして
その頃SNSでたまたま気圧についてつぶやく人が多い日があり
今日気圧つらい
頭重〜
もしかしてこれのこと…!?
そもそも気圧で不調って何?どういうことなの?
困ったときのインターネット〜
サクサク〜
気圧がつらい
すべて 画像 ショッピング

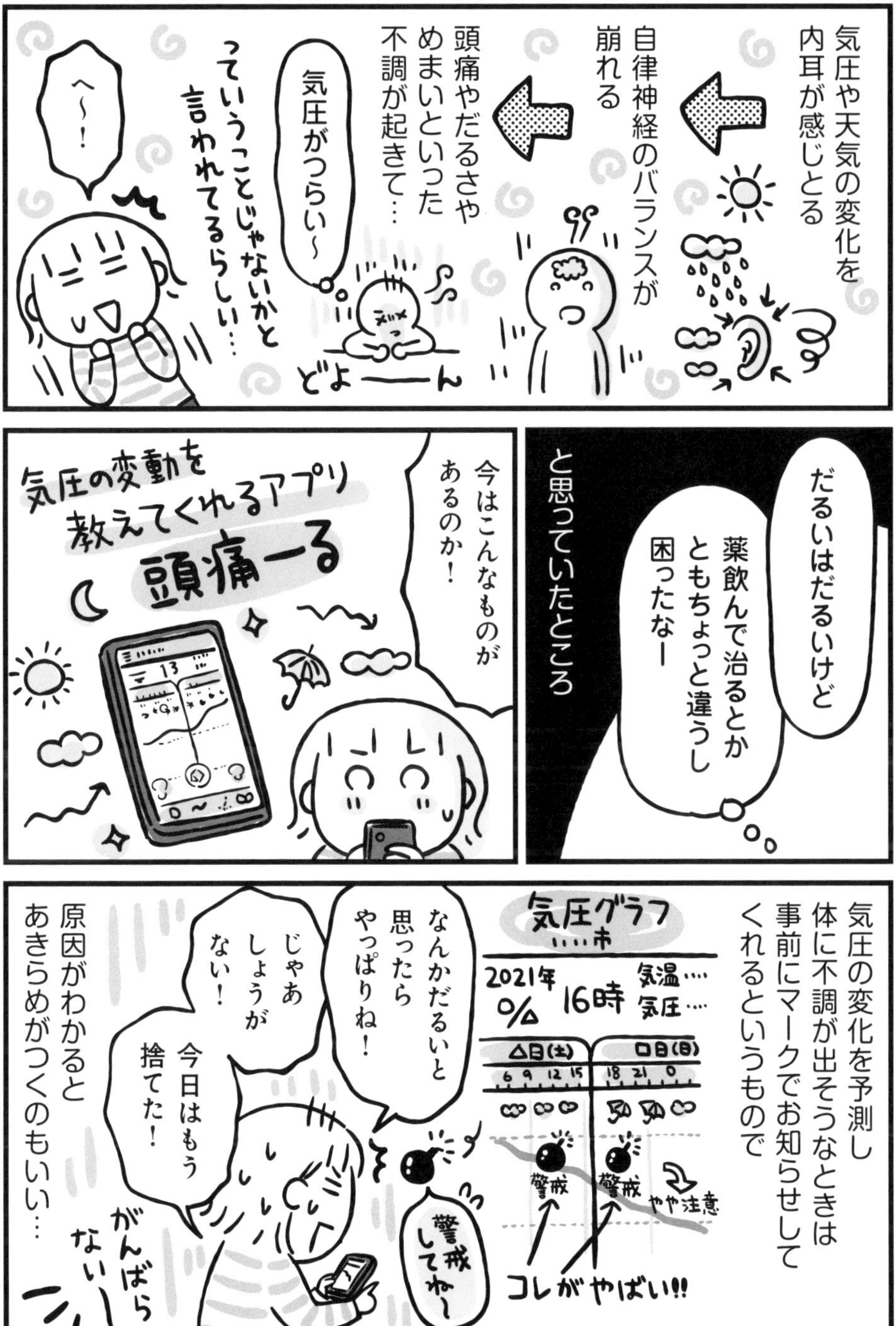
気圧や天気の変化を内耳が感じとる
自律神経のバランスが崩れる
頭痛やだるさやめまいといった不調が起きて…
気圧がつらい～
どよーーん
っていうことじゃないかと言われてるらしい…
へ～！
だるいはだるいけど
薬飲んで治るとかともちょっと違うし困ったなー
と思っていたところ
今はこんなものがあるのか！
気圧の変動を教えてくれるアプリ
頭痛ーる
気圧の変化を予測し体に不調が出そうなときは事前にマークでお知らせしてくれるというもので
気圧グラフ
2021年 ○/△ 16時
気温…
気圧…
△日(土)
□日(日)
6 9 12 15 18 21 0
警戒
警戒
やや注意
コレがやばい!!
警戒してね～
なんかだるいと思ったらやっぱりね！
じゃあしょうがない！
今日はもう捨てた！
がんばらない～
原因がわかるとあきらめがつくのもいい…

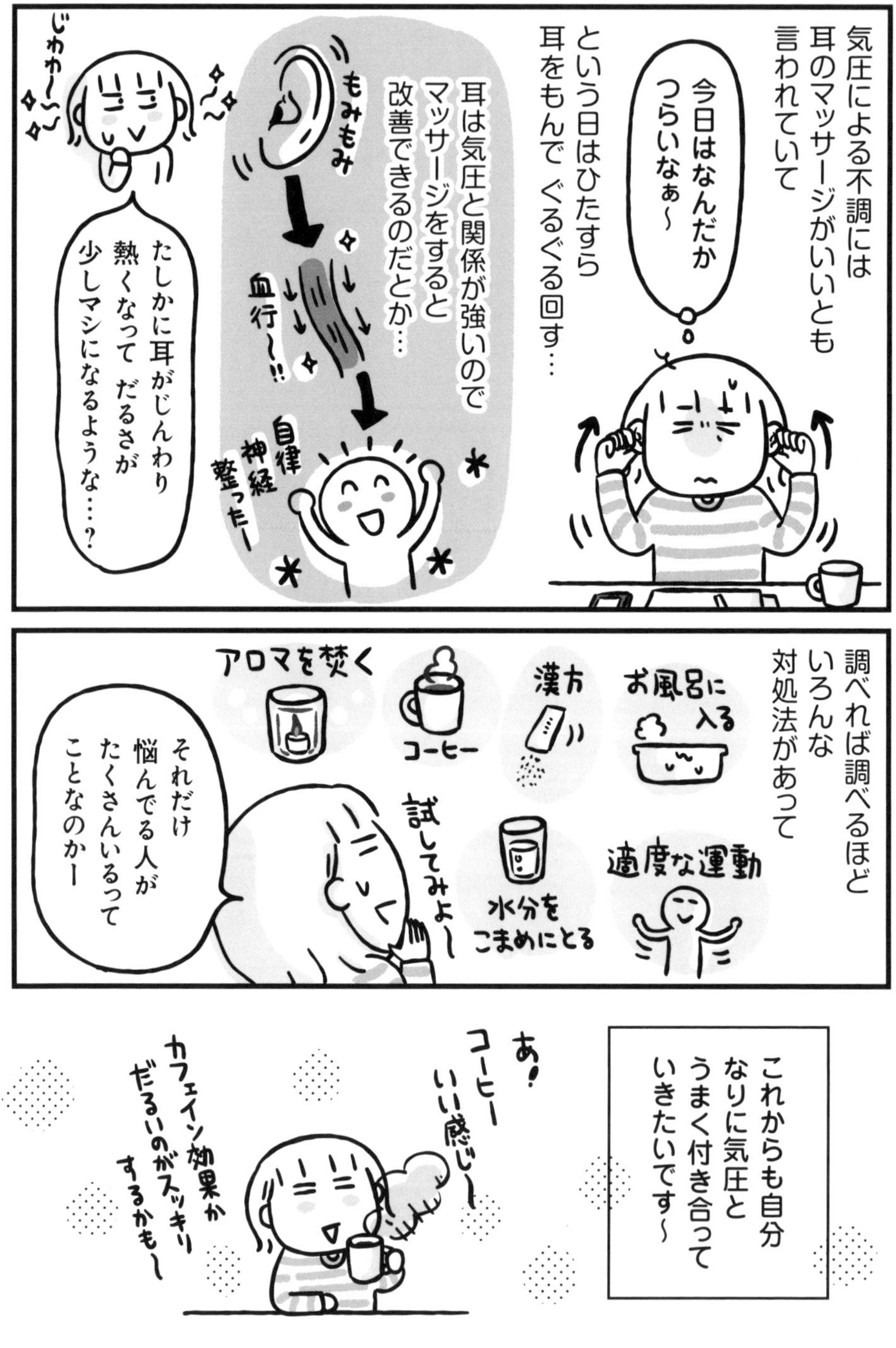
気圧による不調には耳のマッサージがいいとも言われていて
今日はなんだかつらいなぁ〜
という日はひたすら耳をもんで ぐるぐる回す…
耳は気圧と関係が強いのでマッサージをすると改善できるのだとか…
もみもみ
血行〜!!
自律神経整ったー
じわわ〜〜
たしかに耳がじんわり熱くなって だるさが少しマシになるような…?
調べれば調べるほどいろんな対処法があって
お風呂に入る
漢方
コーヒー
アロマを焚く
適度な運動
水分をこまめにとる
試してみよ〜
それだけ悩んでる人がたくさんいるってことなのかー
これからも自分なりに気圧とうまく付き合っていきたいです〜
あ! コーヒーいい感じ〜
カフェイン効果かだるいのがスッキリするかも〜

マウスピースと歯周病

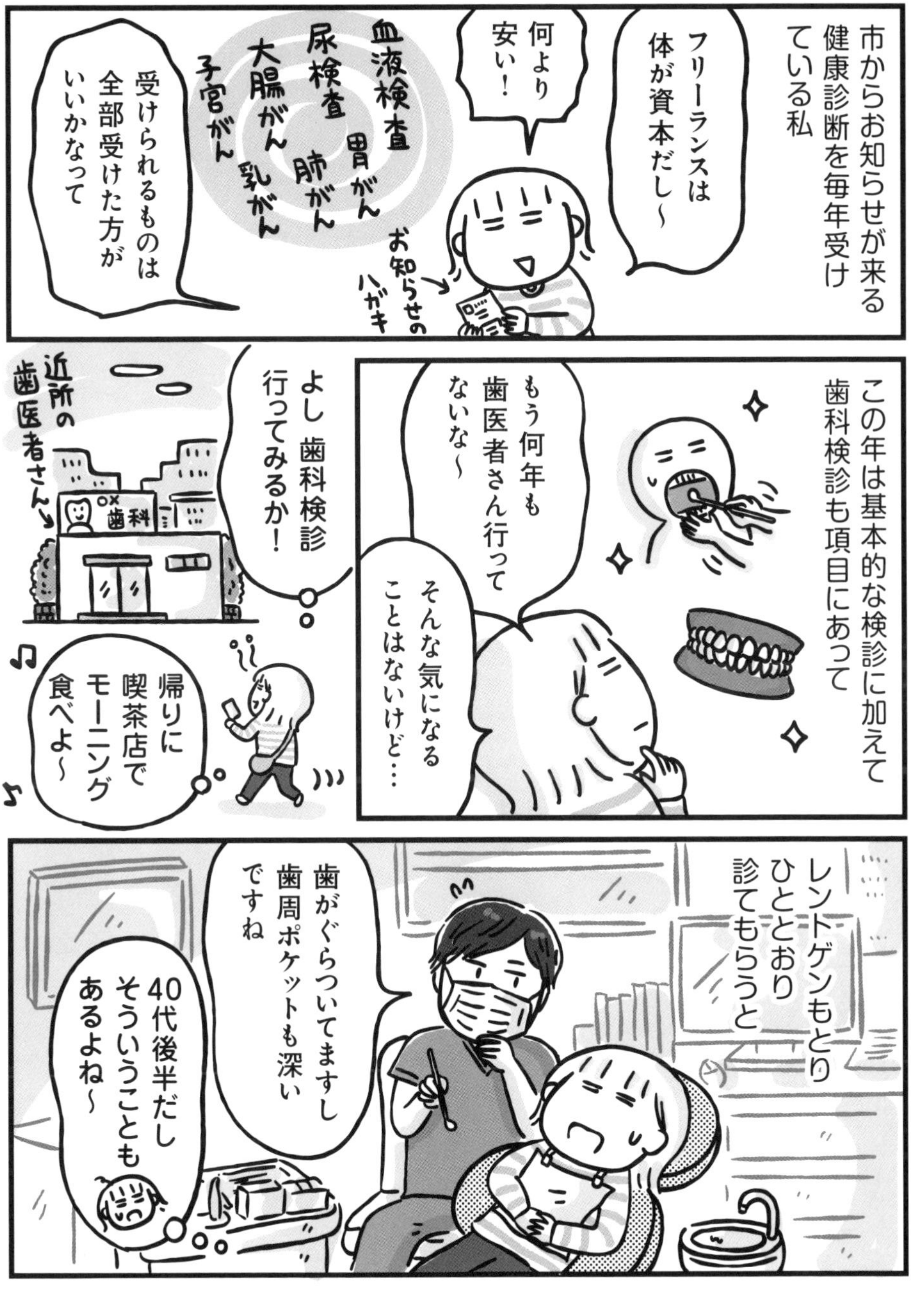

市からお知らせが来る健康診断を毎年受けている私
フリーランスは体が資本だし～
何より安い！
血液検査
胃がん
尿検査
肺がん
大腸がん
乳がん
子宮がん
お知らせのハガキ
受けられるものは全部受けた方がいいかなって
この年は基本的な検診に加えて歯科検診も項目にあって
もう何年も歯医者さん行ってないな～
そんな気になることはないけど…
よし 歯科検診行ってみるか！
近所の歯医者さん
○×歯科
帰りに喫茶店でモーニング食べよ～
レントゲンもとりひととおり診てもらうと
歯がぐらついてますし歯周ポケットも深いですね
40代後半だしそういうこともあるよね～

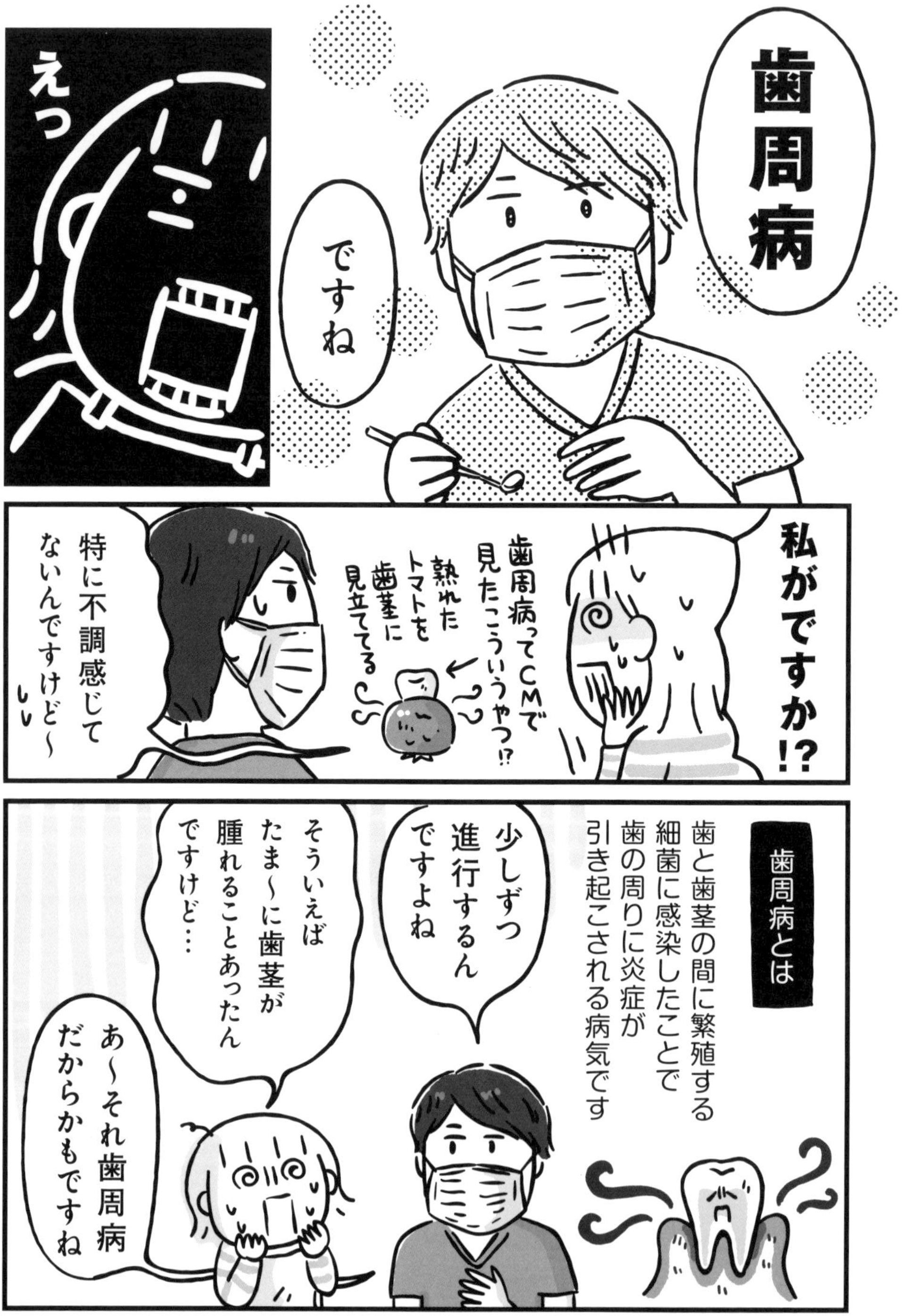
歯周病
ですね
えっ
私がですか!?
歯周病ってCMで見たこういうやつ!?
熟れたトマトを歯茎に見立ててる
特に不調感じてないんですけど〜
歯周病とは
歯と歯茎の間に繁殖する細菌に感染したことで歯の周りに炎症が引き起こされる病気です
少しずつ進行するんですよね
そういえばたま〜に歯茎が腫れることあったんですけど…
あ〜それ歯周病だからかもですね

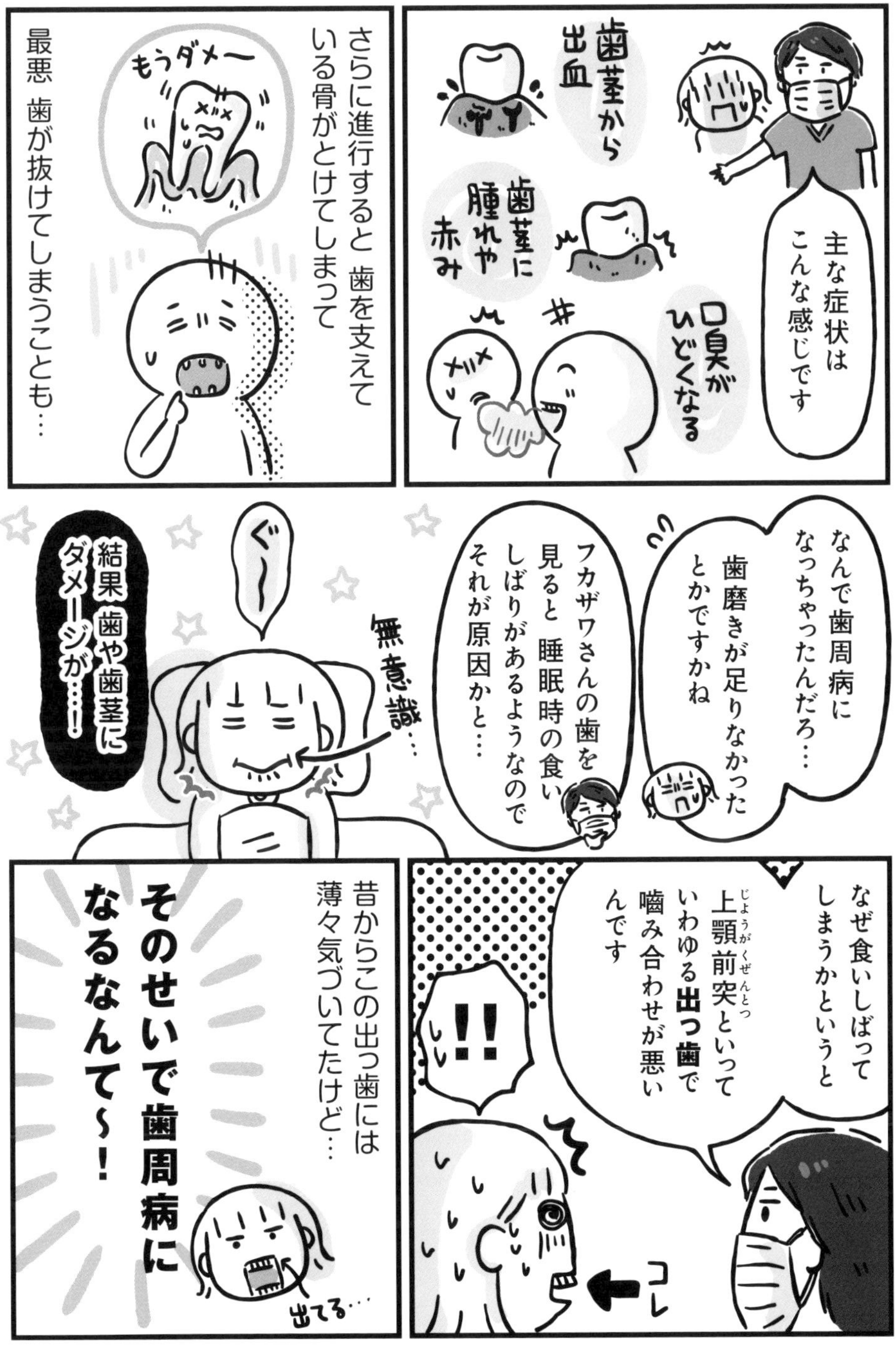
主な症状はこんな感じです
歯茎から出血
歯茎に腫れや赤み
口臭がひどくなる
さらに進行すると 歯を支えている骨がとけてしまって
もうダメ〜
最悪 歯が抜けてしまうことも…
なんでなっちゃったんだろ…
歯磨きが足りなかったとかですかね
フカザワさんの歯を見ると 睡眠時の食いしばりがあるようなので それが原因かと…
ぐ〜
無意識…
結果 歯や歯茎にダメージが…！
なぜ食いしばってしまうかというと 上顎前突《じょうがくぜんとつ》といって いわゆる**出っ歯**で 噛み合わせが悪いんです
!!
コレ
昔からこの出っ歯には薄々気づいてたけど…
そのせいで歯周病になるなんて〜！
出てる…

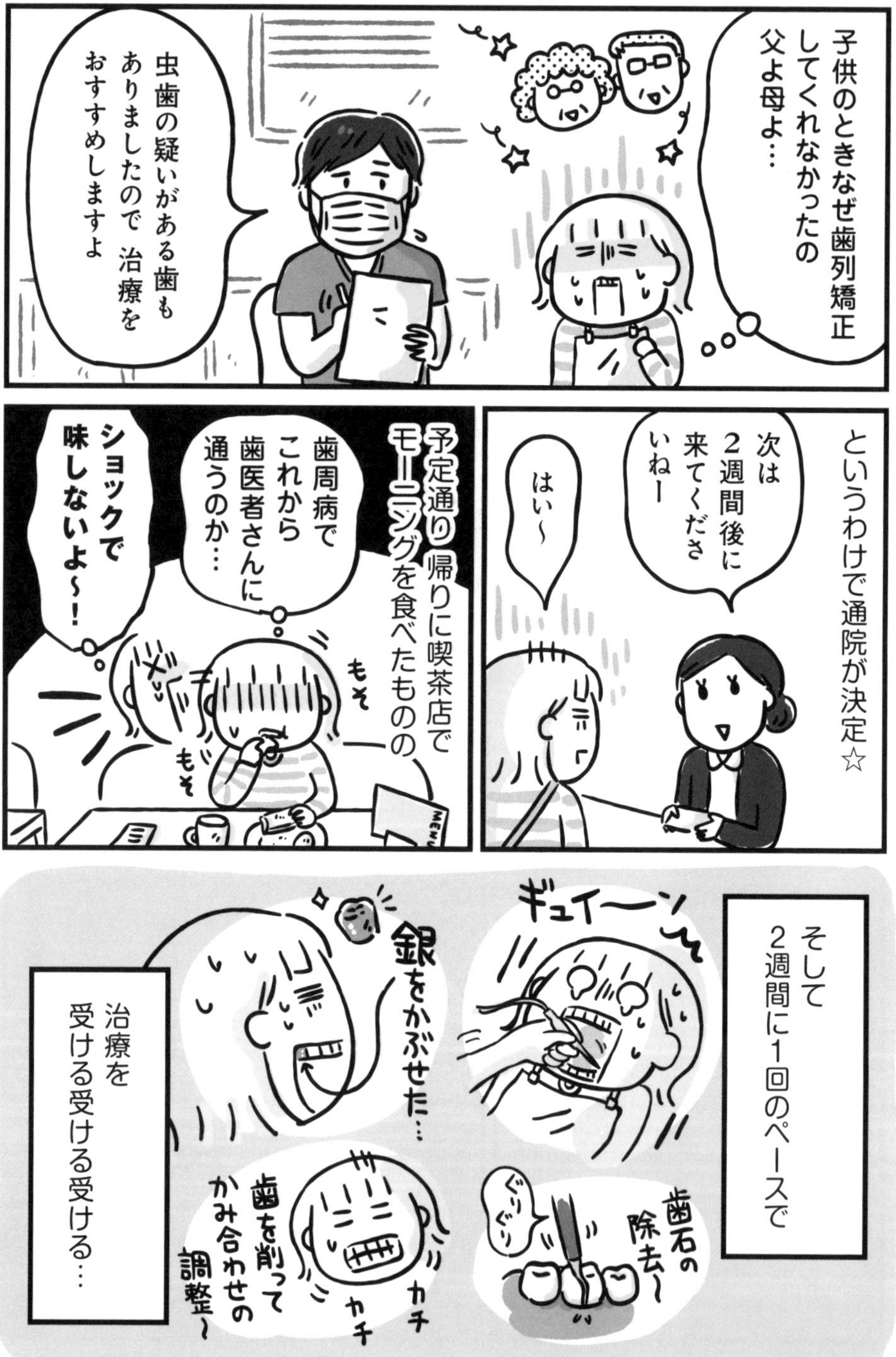
子供のときなぜ歯列矯正してくれなかったの父よ母よ…
虫歯の疑いがある歯もありましたので 治療をおすすめしますよ
というわけで通院が決定☆
次は2週間後に来てくださいねー
はい～
予定通り帰りに喫茶店でモーニングを食べたものの
もそ
もそ
歯周病でこれから歯医者さんに通うのか…
ショックで味しないよ～！
そして2週間に1回のペースで
ギュイ～ン
歯石の除去～
ぐりぐり
銀をかぶせた…
歯を削ってかみ合わせの調整～
カチ
カチ
治療を受ける受ける受ける…

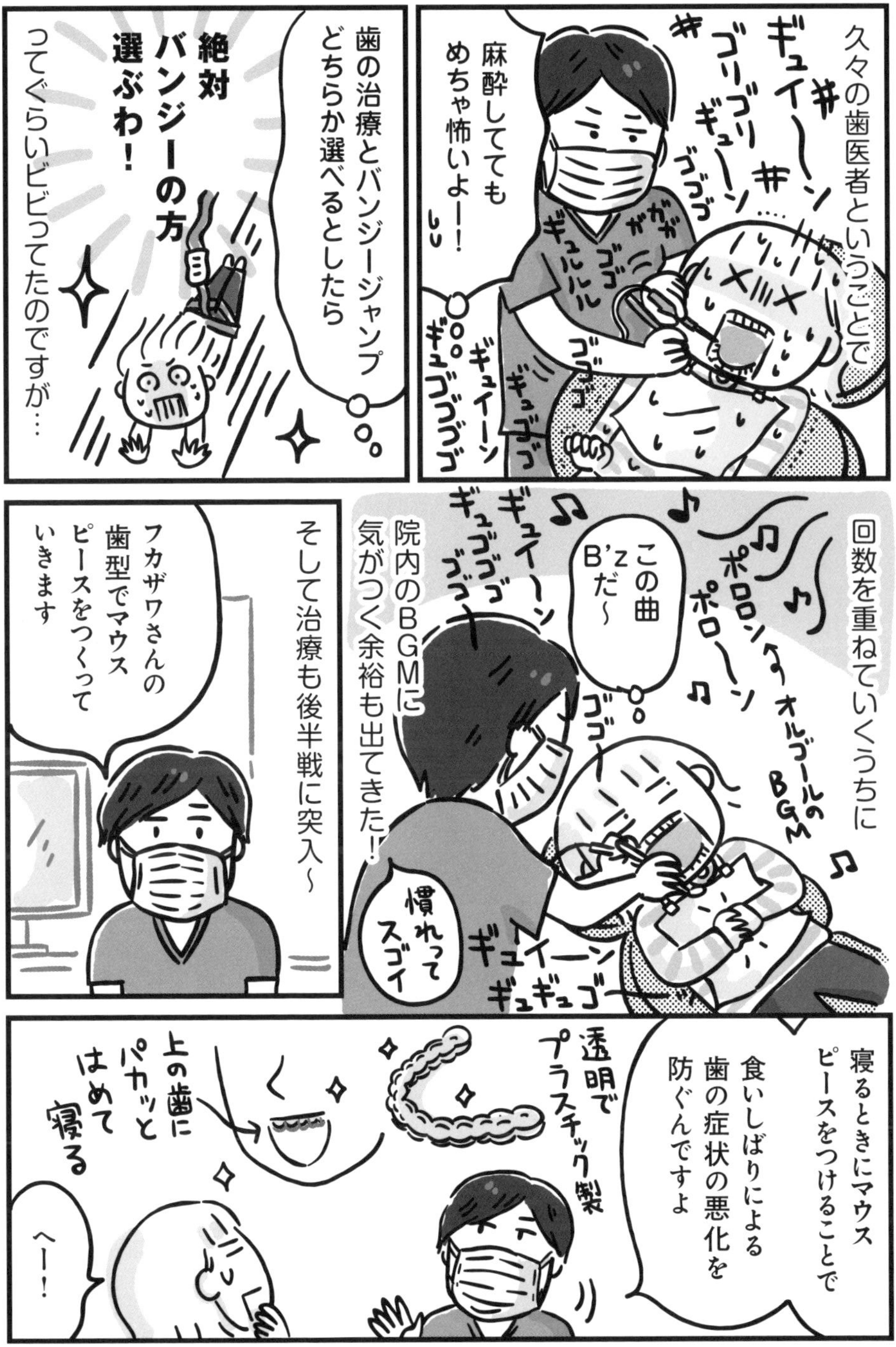
久々の歯医者ということで
ギュイ～ン
ゴリゴリ
ギュ～ン
ゴゴゴ
がが
ゴゴ
ギュルルル
麻酔しててもめちゃ怖いよー！
ギュイーン
ギュゴゴ
ギュゴゴゴゴ
ゴゴゴゴ
歯の治療とバンジージャンプどちらか選べるとしたら
絶対バンジーの方選ぶわ！
ってぐらいビビってたのですが…
回数を重ねていくうちに
ポロロン
ポロ～ン
オルゴールのBGM
この曲B'zだ～
ギュイ～ン
ギュゴゴゴ
ゴゴー
ゴゴー
院内のBGMに気がつく余裕も出てきた！
慣れってスゴイ
ギュイーン
ギュギュゴー
そして治療も後半戦に突入～
フカザワさんの歯型でマウスピースをつくっていきます
寝るときにマウスピースをつけることで食いしばりによる歯の症状の悪化を防ぐんですよ
透明でプラスチック製
上の歯にパカッとはめて寝る
へー！

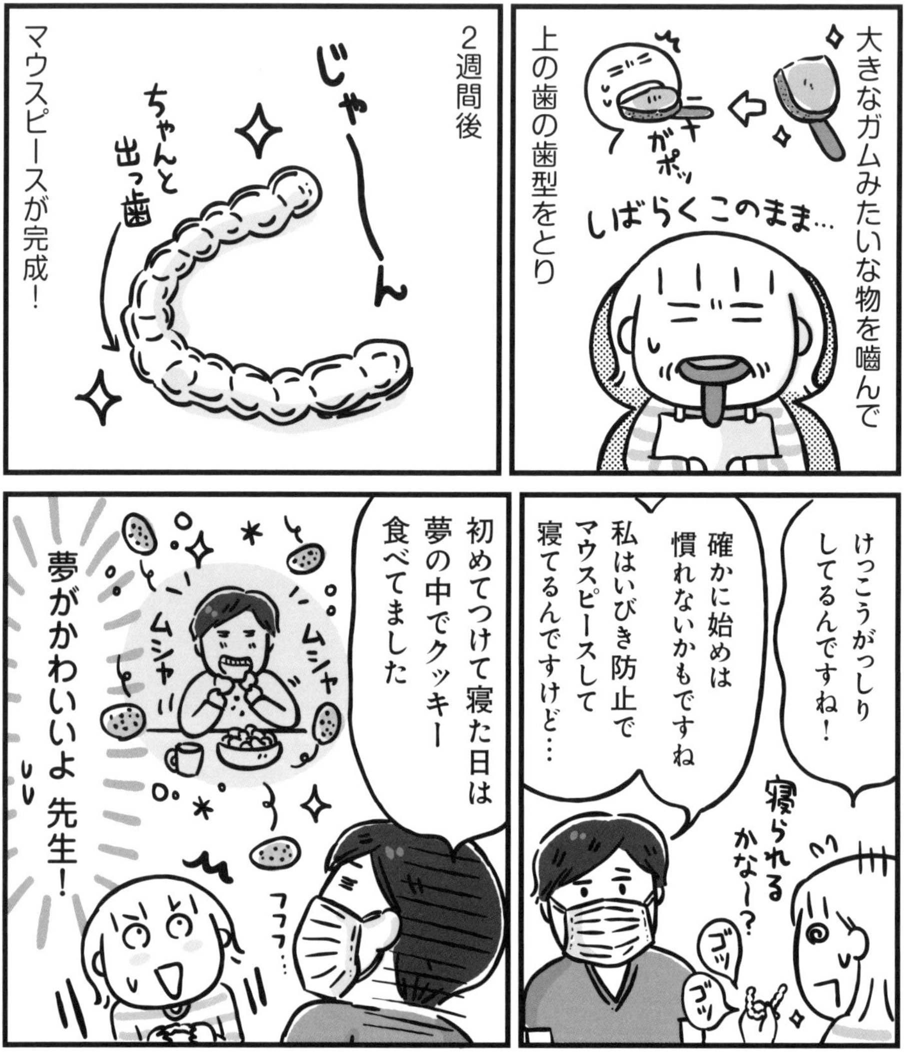
大きなガムみたいな物を噛んで
上の歯の歯型をとり
ガポッ
しばらくこのまま…
2週間後
じゃーーん
ちゃんと出っ歯
マウスピースが完成!
けっこうがっしりしてるんですね!
寝られるかな～?
ゴッ
ゴッ
確かに始めは慣れないかもですね
私はいびき防止でマウスピースして寝てるんですけど…
初めてつけて寝た日は夢の中でクッキー食べてました
ムシャ
ムシャ
フフフ…
夢がかわいいよ 先生!
そしてその晩

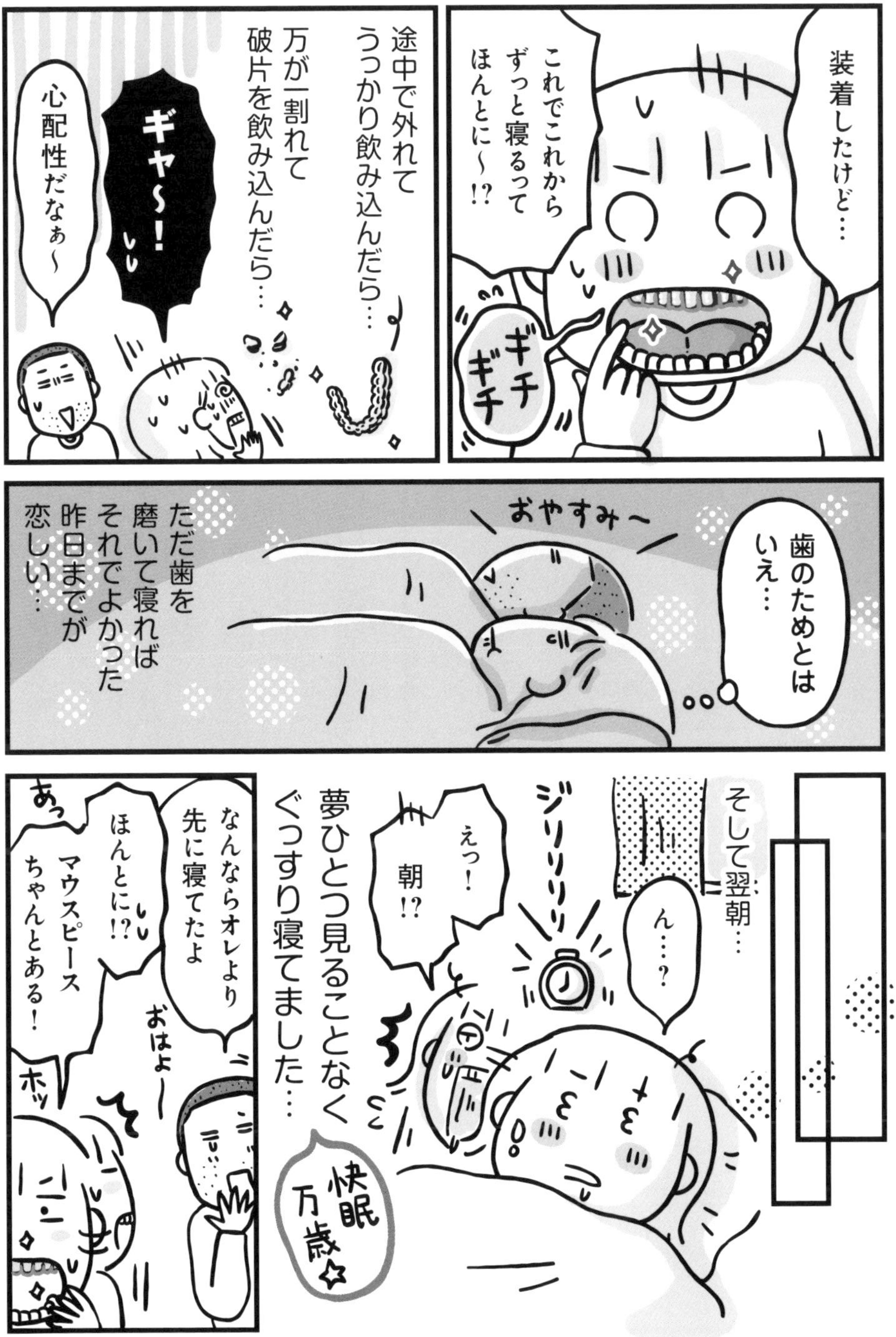
装着したけど…
これでこれから
ずっと寝るって
ほんとに〜!?
ギチ
ギチ
途中で外れて
うっかり飲み込んだら…
万が一割れて
破片を飲み込んだら…
ギャ〜!
心配性だなぁ〜
歯のためとは
いえ…
おやすみ〜
ただ歯を
磨いて寝れば
それでよかった
昨日までが
恋しい…
そして翌朝…
ん…?
ジリリリリ
えっ!
朝!?
夢ひとつ見ることなく
ぐっすり寝てました…
快眠
万歳☆
なんならオレより
先に寝てたよ
ほんとに!?
おはよ〜
あっ
マウスピース
ちゃんとある!
ホッ

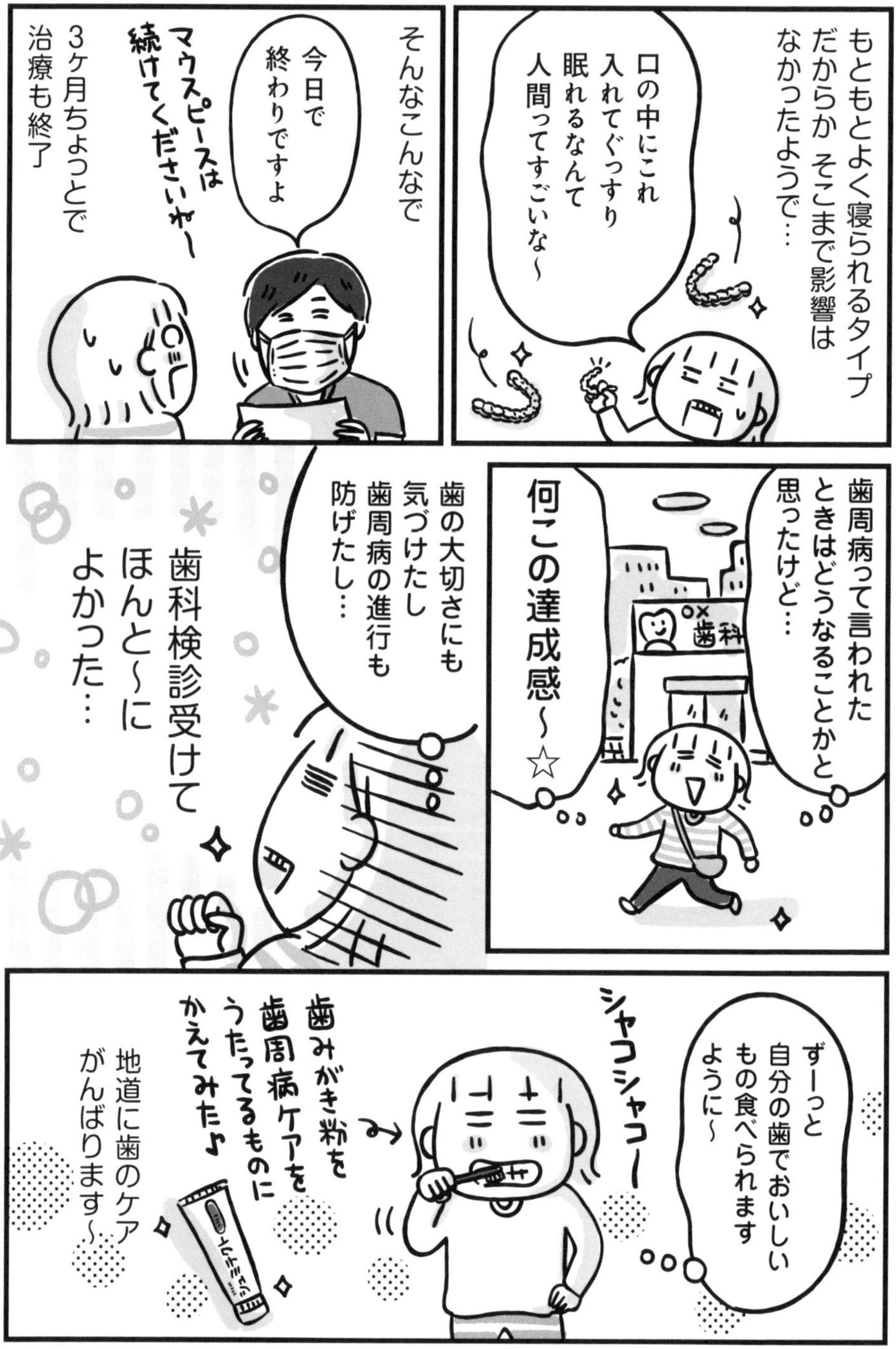
もともとよく寝られるタイプ
だからか そこまで影響は
なかったようで…
口の中にこれ入れてぐっすり眠れるなんて人間ってすごいな〜
そんなこんなで
今日で終わりですよ
マウスピースは続けてくださいね〜
3ケ月ちょっとで治療も終了
歯周病って言われたときはどうなることかと思ったけど…
○×歯科
何この達成感〜☆
歯の大切さにも気づけたし歯周病の進行も防げたし…
歯科検診受けてほんと〜によかった…
ずーっと自分の歯でおいしいもの食べられますように〜
シャコシャコー
歯みがき粉を歯周病ケアをうたってるものにかえてみた♪
地道に歯のケアがんばります〜

もしや老眼？　目も不調

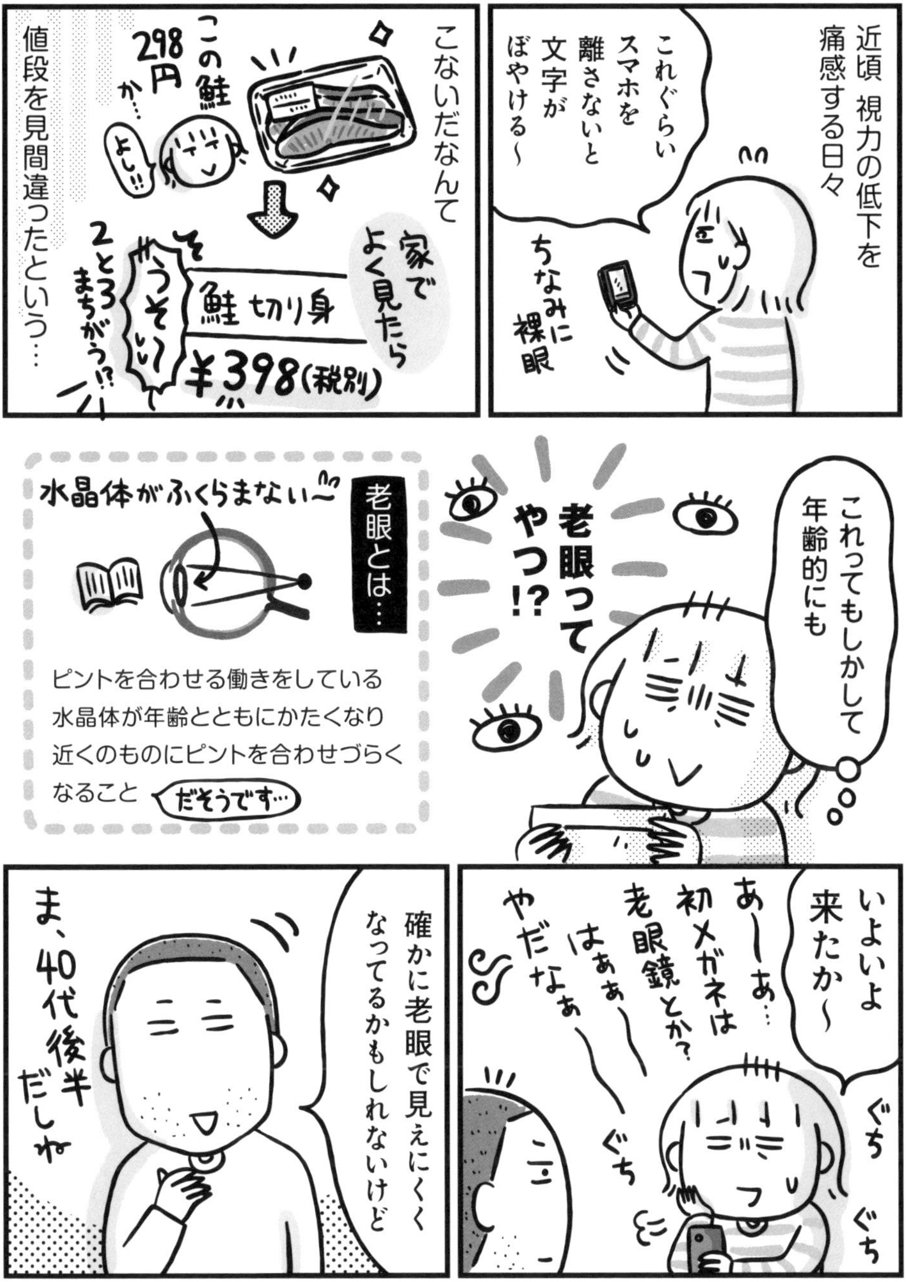
近頃 視力の低下を痛感する日々
これぐらいスマホを離さないと文字がぼやける〜
ちなみに裸眼
こないだなんて
この鮭298円か…
よし!!
家でよく見たら
鮭 切り身
¥398（税別）
うそ〜い〜
2ところをまちがう!?
値段を見間違ったという…
これってもしかして年齢的にも
老眼ってやつ!?
老眼とは…
水晶体がふくらまない〜
ピントを合わせる働きをしている水晶体が年齢とともにかたくなり近くのものにピントを合わせづらくなること
だそうです…
いよいよ来たか〜
あ〜あ…初メガネは老眼鏡とか？
はぁぁ〜
やだなぁ〜
ぐち
ぐち
ぐち
確かに老眼で見えにくくなってるかもしれないけど
ま、40代後半だしね

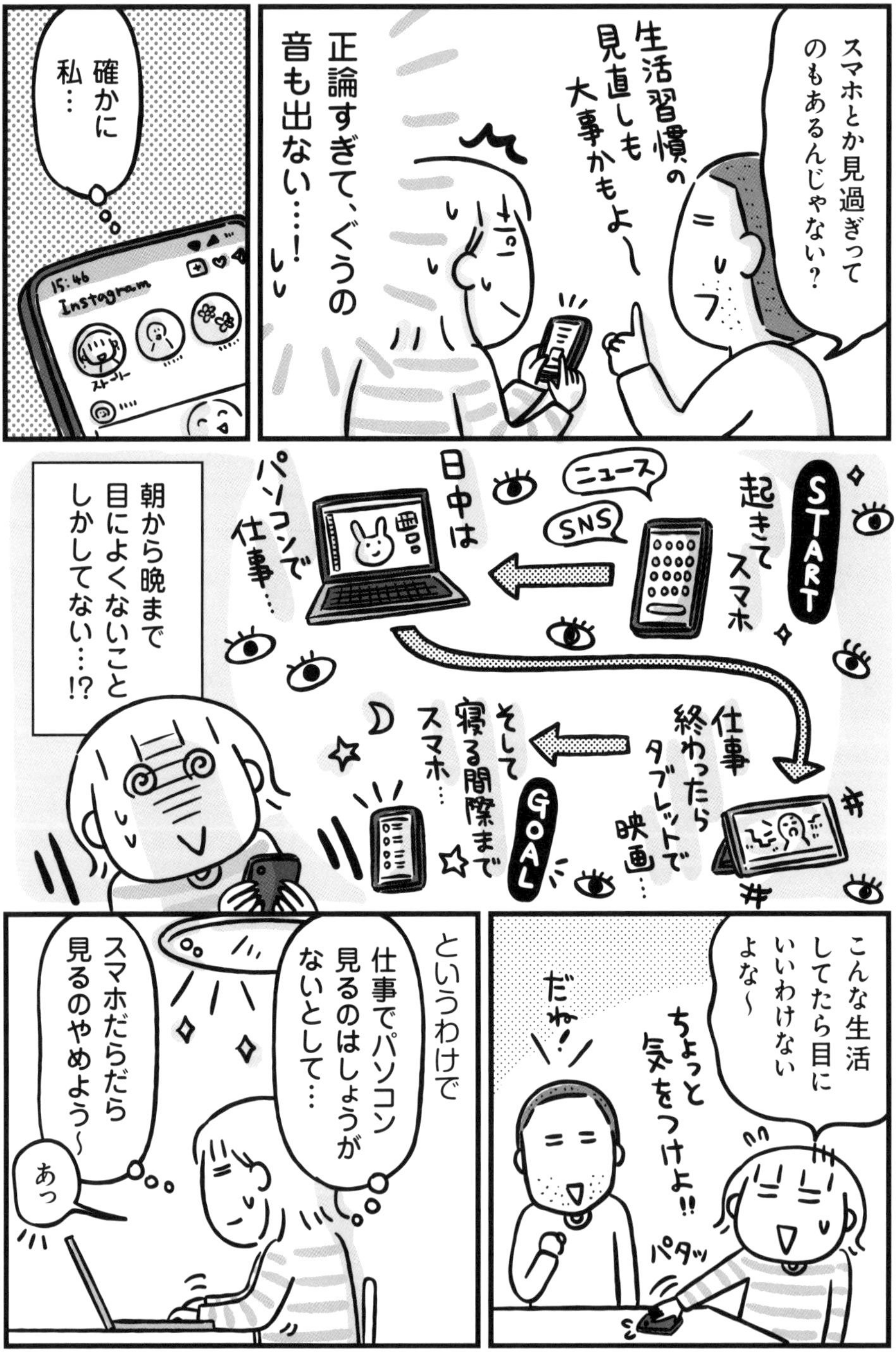
スマホとか見過ぎってのもあるんじゃない？
生活習慣の見直しも大事かもよ〜
正論すぎて、ぐうの音も出ない…！
確かに私…
15:46
Instagram
START
起きてスマホ
ニュース
SNS
日中はパソコンで仕事…
仕事終わったらタブレットで映画…
そして寝る間際までスマホ…
GOAL
朝から晩まで目によくないことしかしてない…!?
こんな生活してたら目にいいわけないよな〜
だね！
ちょっと気をつけよ!!
パタッ
というわけで
仕事でパソコン見るのはしょうがないとして…
スマホだらだら見るのやめよう〜
あっ

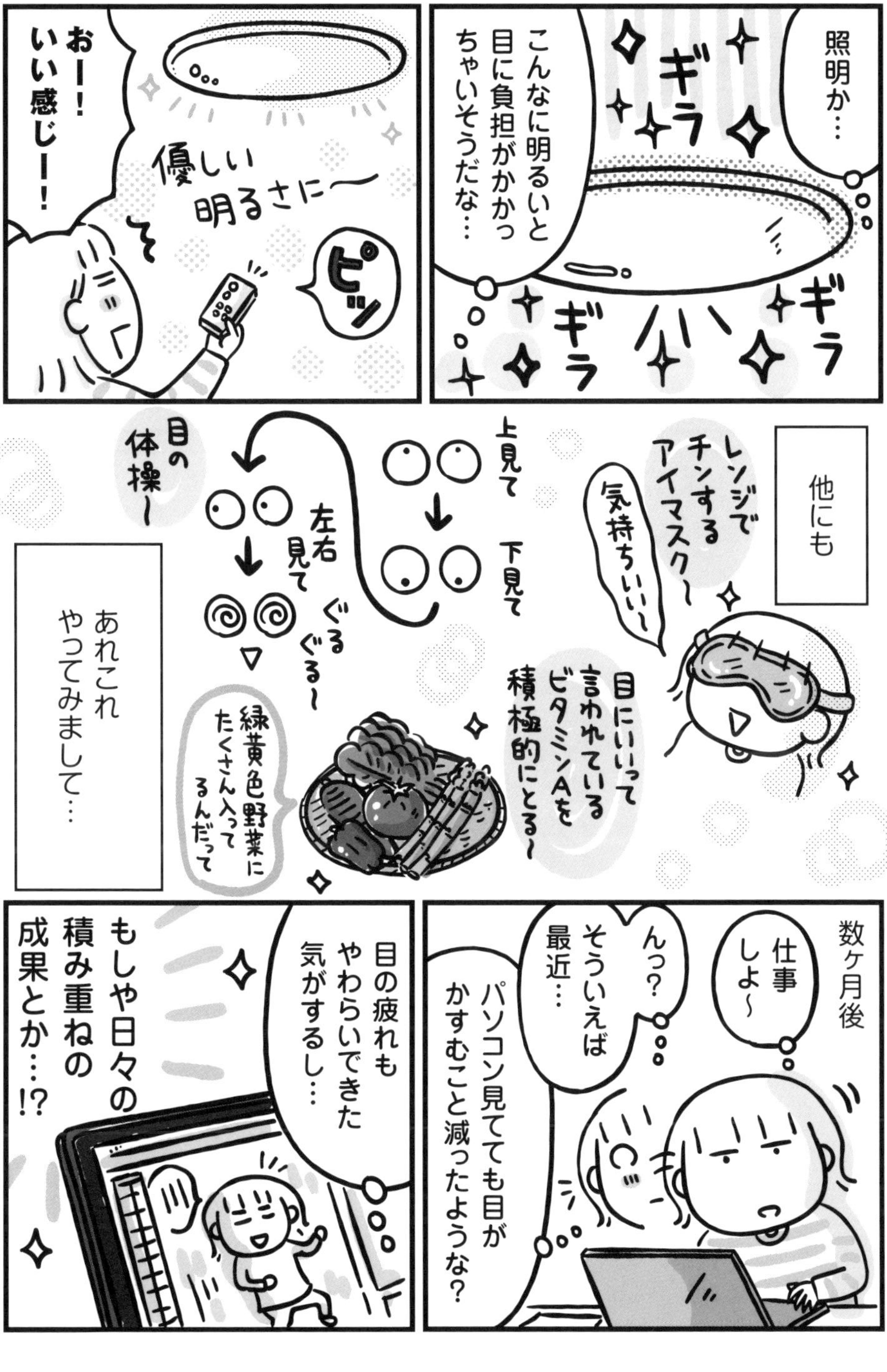
照明か…
ギラ
ギラ
ギラ
ギラ
こんなに明るいと目に負担がかかっちゃいそうだな…
ピッ
優しい明るさに〜
おー！いい感じー！！
他にも
レンジでチンするアイマスク〜
気持ちいい〜
目にいいって言われているビタミンAを積極的にとる〜
緑黄色野菜にたくさん入ってるんだって
上見て
下見て
左右見て
ぐるぐる〜
目の体操〜
あれこれやってみまして…
数ヶ月後
仕事しよ〜
んっ？
そういえば最近…
パソコン見てても目がかすむこと減ったような？
目の疲れもやわらいできた気がするし…
もしや日々の積み重ねの成果とか…!?

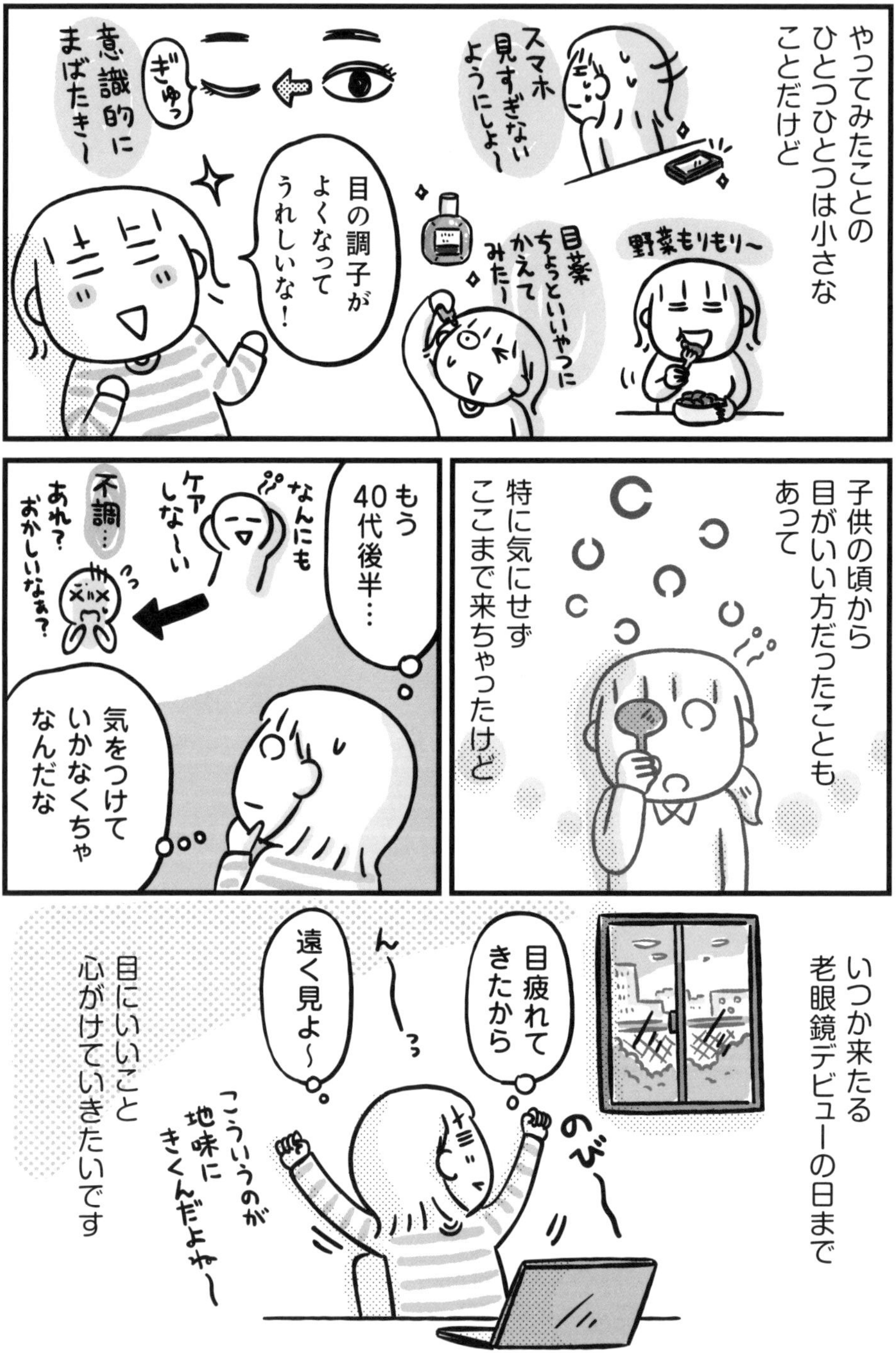

やってみたことの
ひとつひとつは小さな
ことだけど
スマホ見すぎないようにしよ～
野菜もりもり～
目薬ちょっといいやつにかえてみた～
意識的にまばたき～
ぎゅっ
目の調子がよくなってうれしいな！
子供の頃から
目がいい方だったことも
あって
特に気にせず
ここまで来ちゃったけど
もう40代後半…
なんにもケアしな～い
不調…
あれ？おかしいなぁ？
気をつけていかなくちゃなんだな
いつか来たる
老眼鏡デビューの日まで
目疲れてきたから
ん～～
遠く見よ～
のび～
こういうのが地味にきくんだよね～
目にいいこと
心がけていきたいです

目のこと、その後

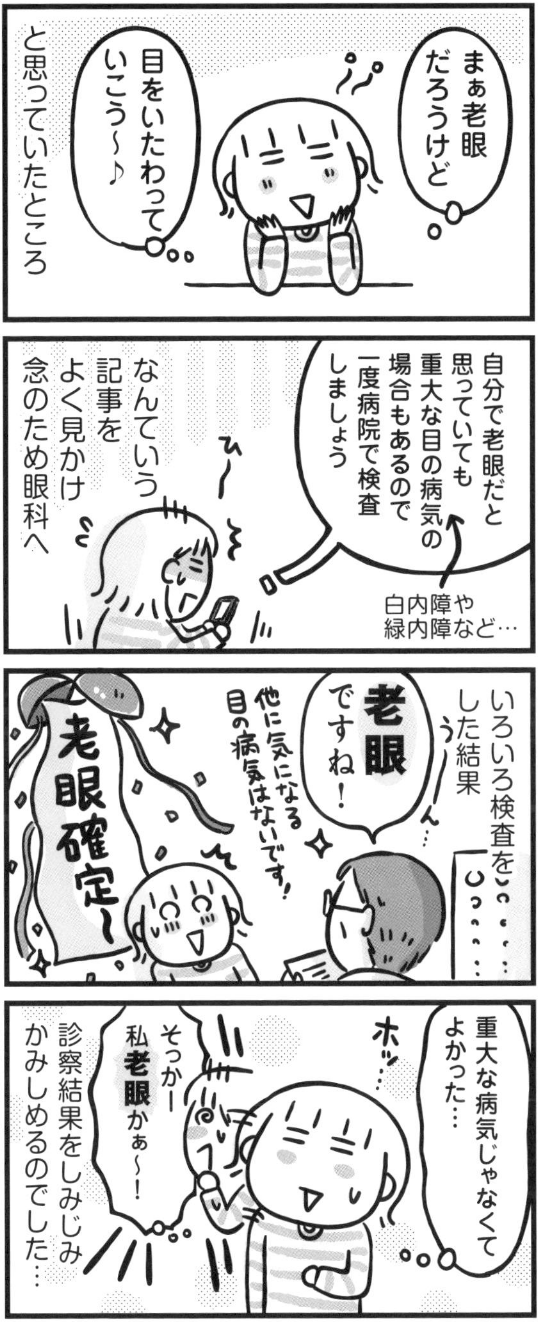
まぁ老眼だろうけど
目をいたわっていこう〜♪
と思っていたところ
自分で老眼だと思っていても重大な目の病気の場合もあるので一度病院で検査しましょう
白内障や緑内障など…
ひ〜
なんていう記事をよく見かけ
念のため眼科へ
いろいろ検査をした結果
う〜ん…
老眼ですね！
他に気になる目の病気はないです！
老眼確定〜
重大な病気じゃなくてよかった…
ホッ…
そっかー私老眼かぁ〜！
診察結果をしみじみかみしめるのでした…

これって更年期？

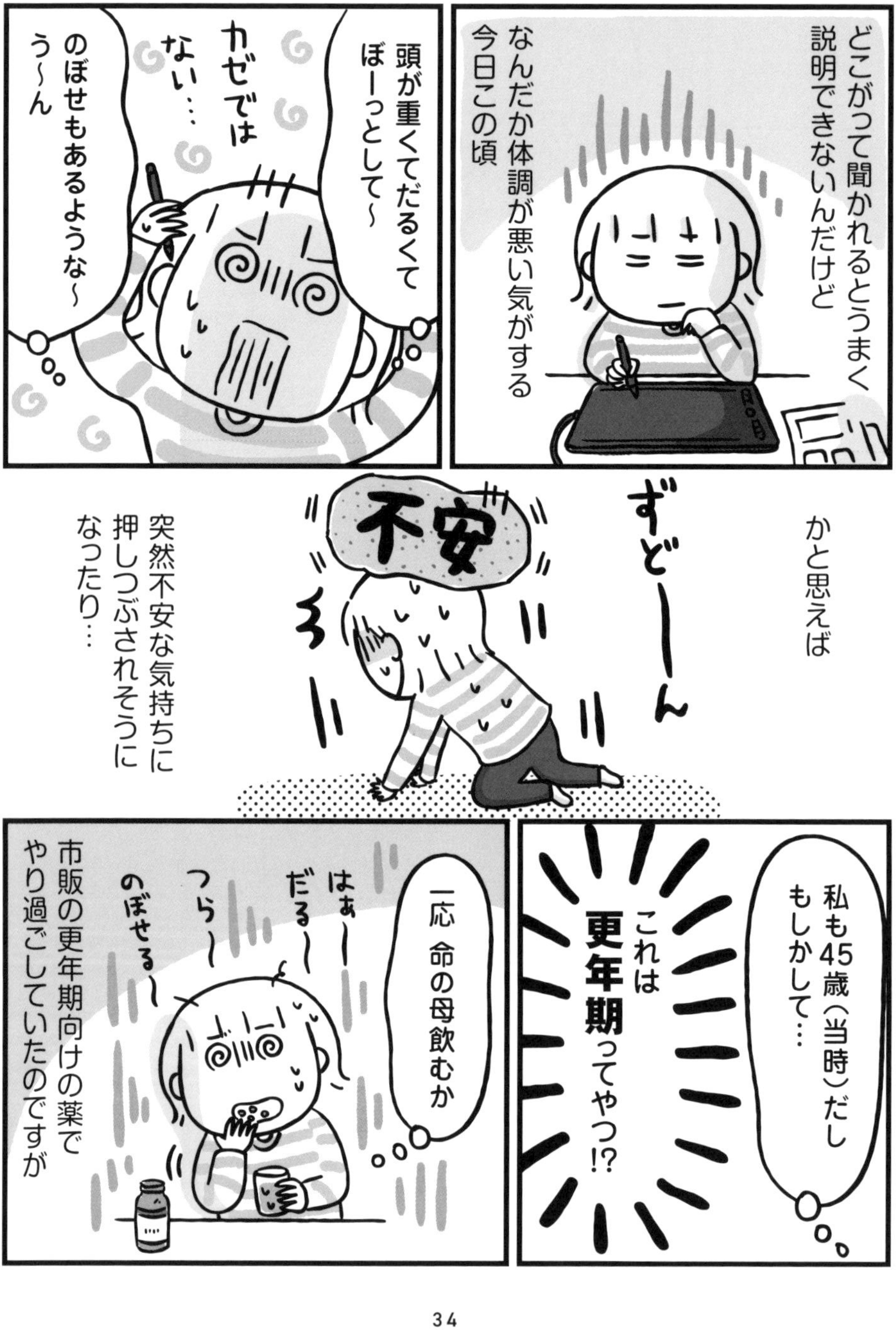
どこがって聞かれるとうまく説明できないんだけど
なんだか体調が悪い気がする今日この頃
頭が重くてだるくてぼーっとして～
カゼではない…
のぼせもあるような～
う～ん
かと思えば
ずどーーん
不安
突然不安な気持ちに押しつぶされそうになったり…
私も45歳（当時）だしもしかして…
これは更年期ってやつ!?
一応 命の母飲むか
はぁ～
だる～
つら～
のぼせる～
市販の更年期向けの薬でやり過ごしていたのですが

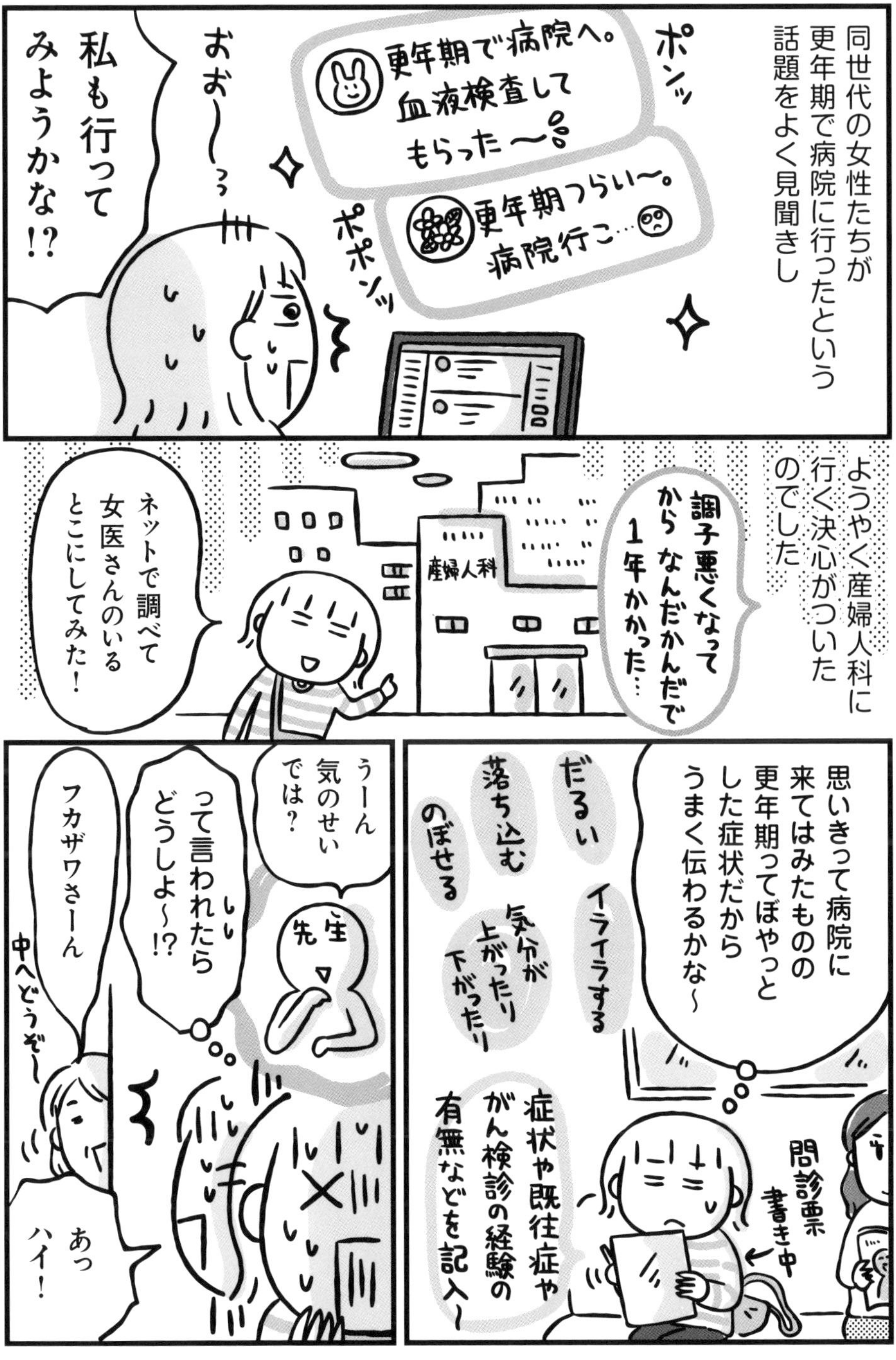
同世代の女性たちが更年期で病院に行ったという話題をよく見聞きし
ポンッ
更年期で病院へ。血液検査してもらった〜
ポポンッ
更年期つらい〜。病院行こ…
おお〜〜っ
私も行ってみようかな!?
ようやく産婦人科に行く決心がついたのでした
調子悪くなってから なんだかんだで1年かかった…
産婦人科
ネットで調べて女医さんのいるとこにしてみた！
思いきって病院に来てはみたものの更年期ってぼやっとした症状だからうまく伝わるかな〜
だるい
落ち込む
のぼせる
イライラする
気分が上がったり下がったり
問診票書き中
症状や既往症やがん検診の経験の有無などを記入〜
うーん気のせいでは？
先生
って言われたらどうしよ〜!?
フカザワさーん
中へどうぞ〜
あっハイ！

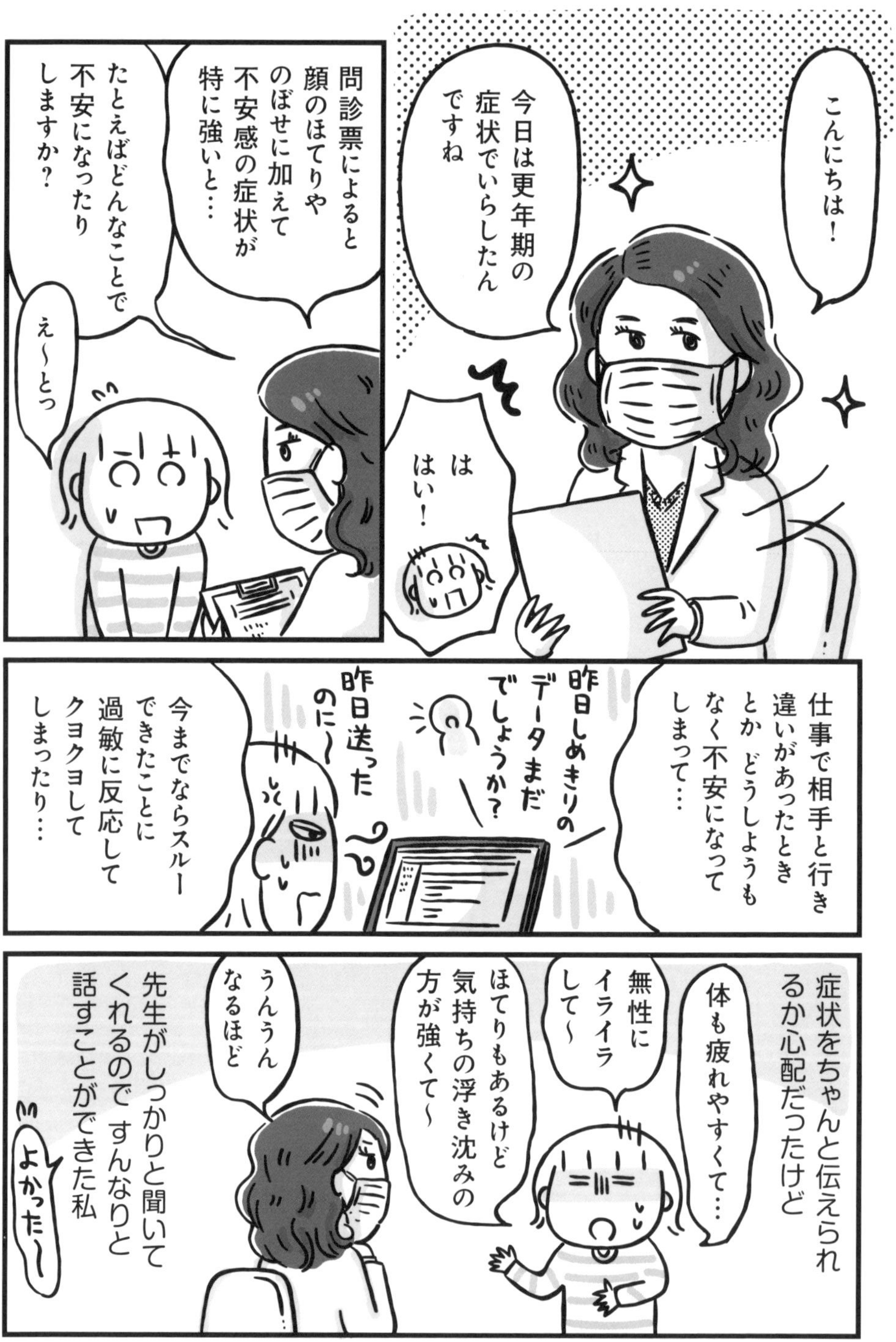
こんにちは！
今日は更年期の症状でいらしたんですね
は はい！
問診票によると顔のほてりやのぼせに加えて不安感の症状が特に強いと…
たとえばどんなことで不安になったりしますか？
え〜とっ
仕事で相手と行き違いがあったときとか どうしようもなく不安になってしまって…
昨日しめきりのデータまだでしょうか？
昨日送ったのに〜
今までならスルーできたことに過敏に反応してクヨクヨしてしまったり…
症状をちゃんと伝えられるか心配だったけど
体も疲れやすくて…
無性にイライラして〜
ほてりもあるけど気持ちの浮き沈みの方が強くて〜
うんうんなるほど
先生がしっかりと聞いてくれるので すんなりと話すことができた私
よかった〜

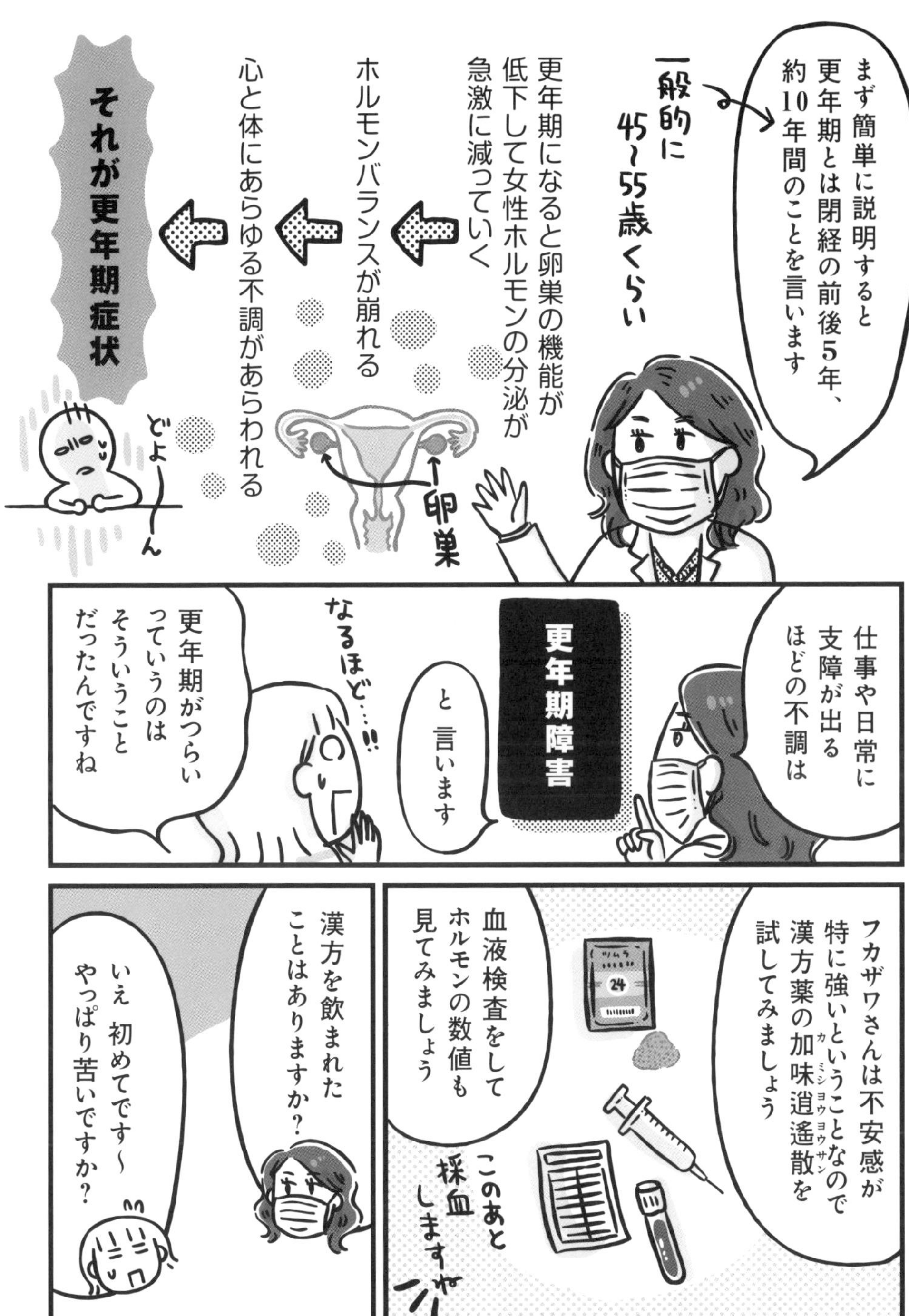
まず簡単に説明すると更年期とは閉経の前後5年、約10年間のことを言います
一般的に45~55歳くらい
更年期になると卵巣の機能が低下して女性ホルモンの分泌が急激に減っていく
ホルモンバランスが崩れる
心と体にあらゆる不調があらわれる
それが更年期症状
卵巣
どよ〜〜ん
仕事や日常に支障が出るほどの不調は
更年期障害
と言います
なるほど…!!
更年期がつらいっていうのはそういうことだったんですね
フカザワさんは不安感が特に強いということなので漢方薬の加味逍遙散《カミシヨウヨウサン》を試してみましょう
24
血液検査をしてホルモンの数値も見てみましょう
このあと採血しますね
漢方を飲まれたことはありますか?
いえ 初めてです〜 やっぱり苦いですか?

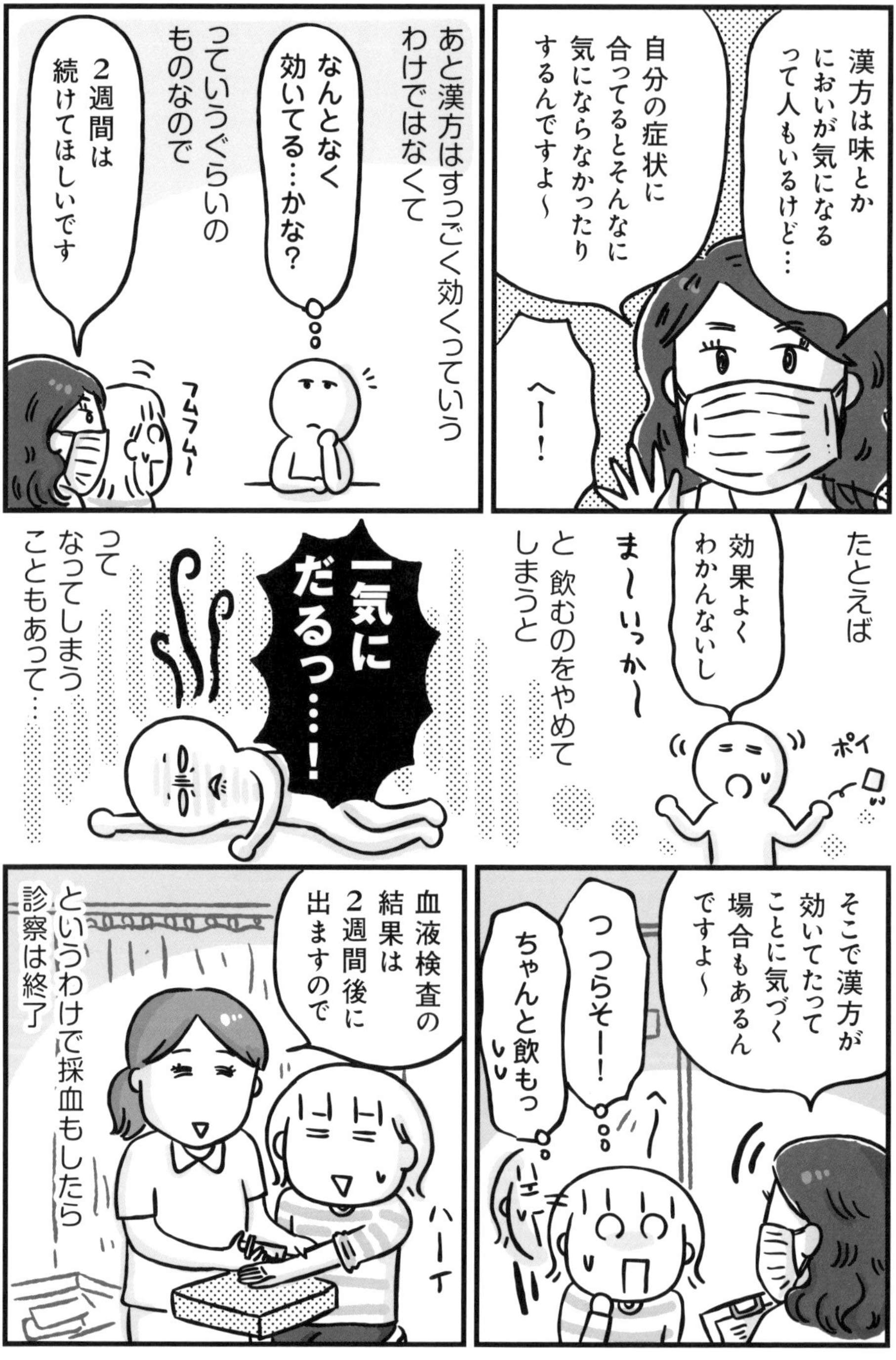
漢方は味とかにおいが気になるって人もいるけど…
自分の症状に合ってるとそんなに気にならなかったりするんですよ～
へー！
あと漢方はすっごく効くっていうわけではなくて
なんとなく効いてる…かな？
っていうぐらいのものなので
2週間は続けてほしいです
フムフム～
たとえば
効果よくわかんないし
ま～いっか～
と飲むのをやめてしまうと
ポイ
一気にだるっ…！
ってなってしまうこともあって…
そこで漢方が効いてたってことに気づく場合もあるんですよ～
つつらそー！
ちゃんと飲もっ
へ～
血液検査の結果は2週間後に出ますので
ハーイ
というわけで採血もしたら診察は終了

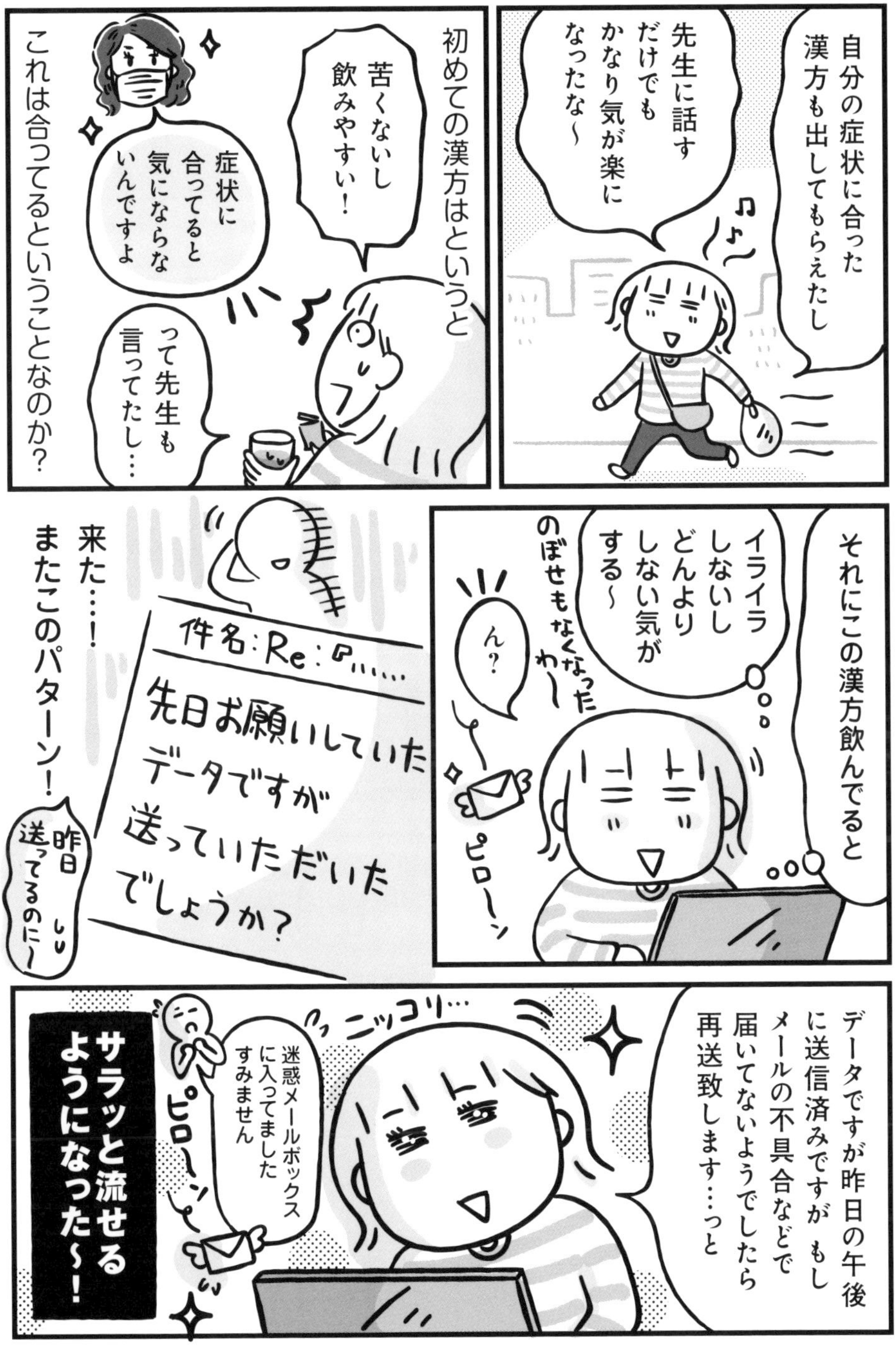
自分の症状に合った漢方も出してもらえたし
先生に話すだけでもかなり気が楽になったな〜
初めての漢方はというと
苦くないし飲みやすい！
症状に合ってると気にならないんですよ
って先生も言ってたし…
これは合ってるということなのか？
それにこの漢方飲んでると
イライラしないしどんよりしない気がする〜
のぼせもなくなったわ〜
ん？
ピロ〜ン
件名：Re：ロ……
先日お願いしていたデータですが送っていただいたでしょうか？
来た…！またこのパターン！
昨日送ってるのに〜
データですが昨日の午後に送信済みですが もしメールの不具合などで届いてないようでしたら再送致します…っと
ニッコリ…
迷惑メールボックスに入ってましたすみません
ピロ〜ン
サラッと流せるようになった〜！

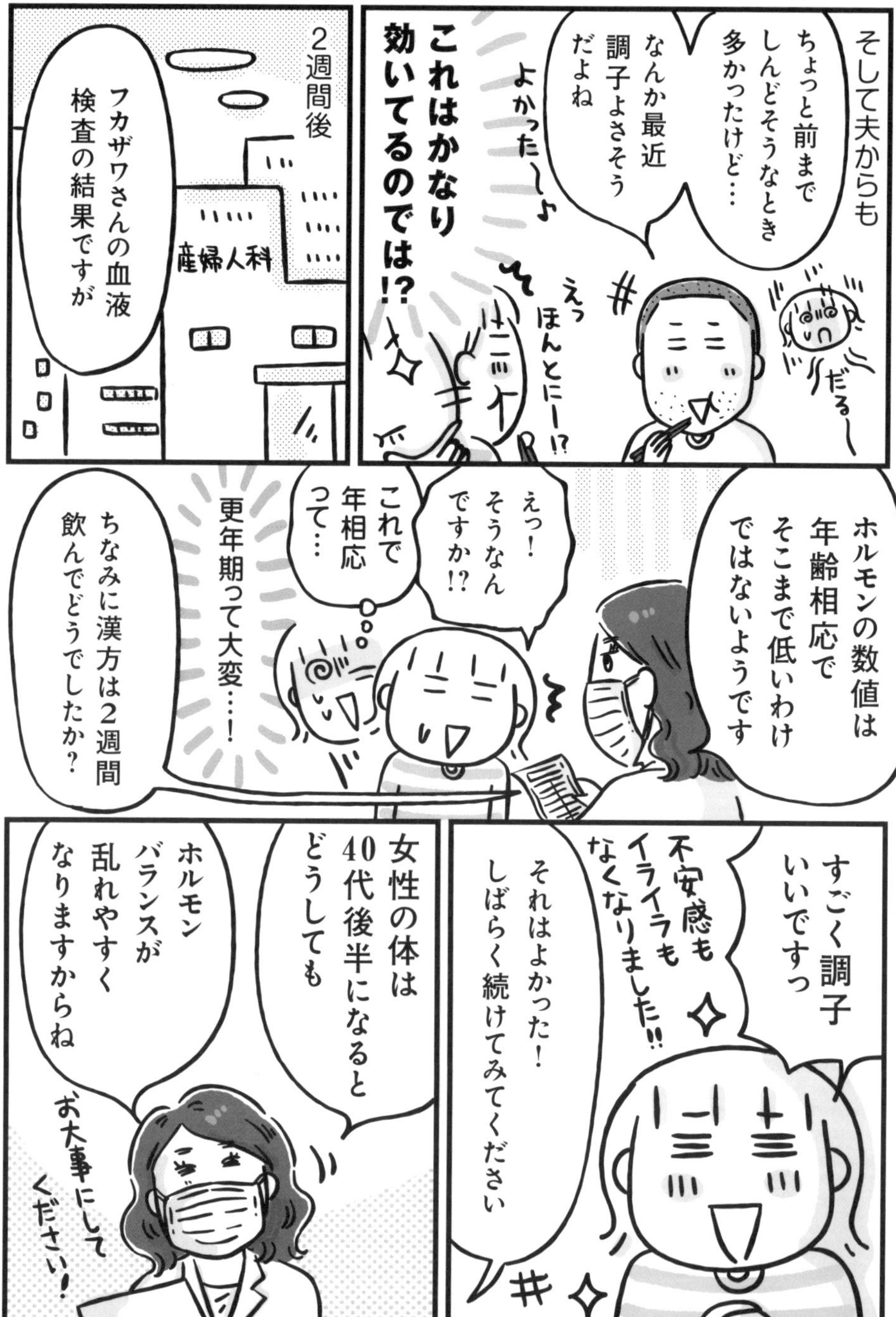
そして夫からも
ちょっと前までしんどそうなとき多かったけど…なんか最近調子よさそうだよね
だる〜
よかった〜♪
えっほんとに〜!?
これはかなり効いてるのでは!?
2週間後
産婦人科
フカザワさんの血液検査の結果ですが
ホルモンの数値は年齢相応でそこまで低いわけではないようです
えっ! そうなんですか!?
これで年相応って…
更年期って大変…!
ちなみに漢方は2週間飲んでどうでしたか?
すごく調子いいですっ
不安感もイライラもなくなりました!!
それはよかった! しばらく続けてみてください
女性の体は40代後半になるとどうしても
ホルモンバランスが乱れやすくなりますからね
お大事にしてください!

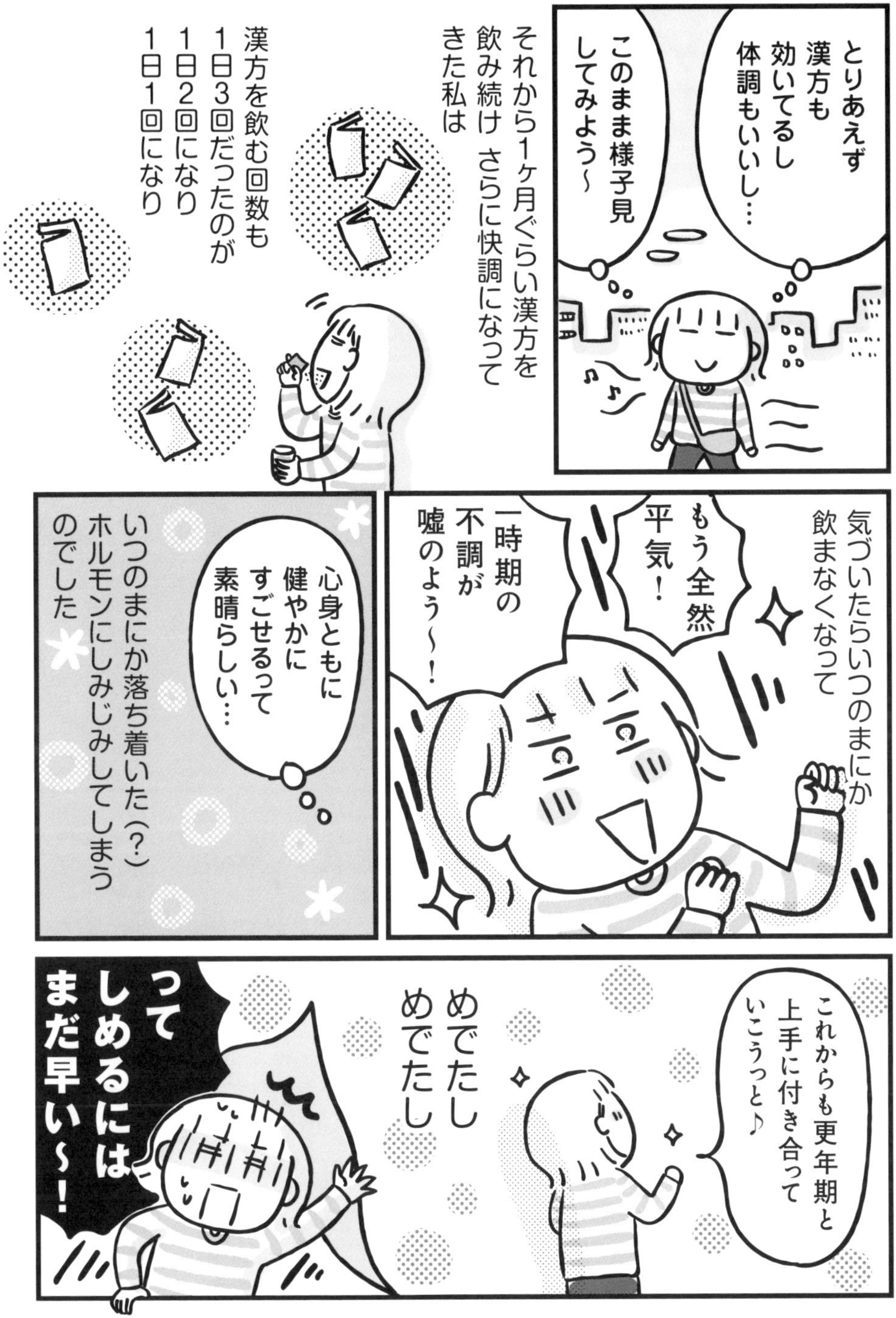
とりあえず漢方も効いてるし体調もいいし…
このまま様子見してみよう〜
それから1ヶ月ぐらい漢方を飲み続け さらに快調になってきた私は
漢方を飲む回数も1日3回だったのが1日2回になり1日1回になり
気づいたらいつのまにか飲まなくなって
もう全然平気！
一時期の不調が嘘のよう〜！
心身ともに健やかにすごせるって素晴らしい…
いつのまにか落ち着いた(?)ホルモンにしみじみしてしまうのでした
これからも更年期と上手に付き合っていこうっと♪
めでたしめでたし
ってしめるにはまだ早い〜！

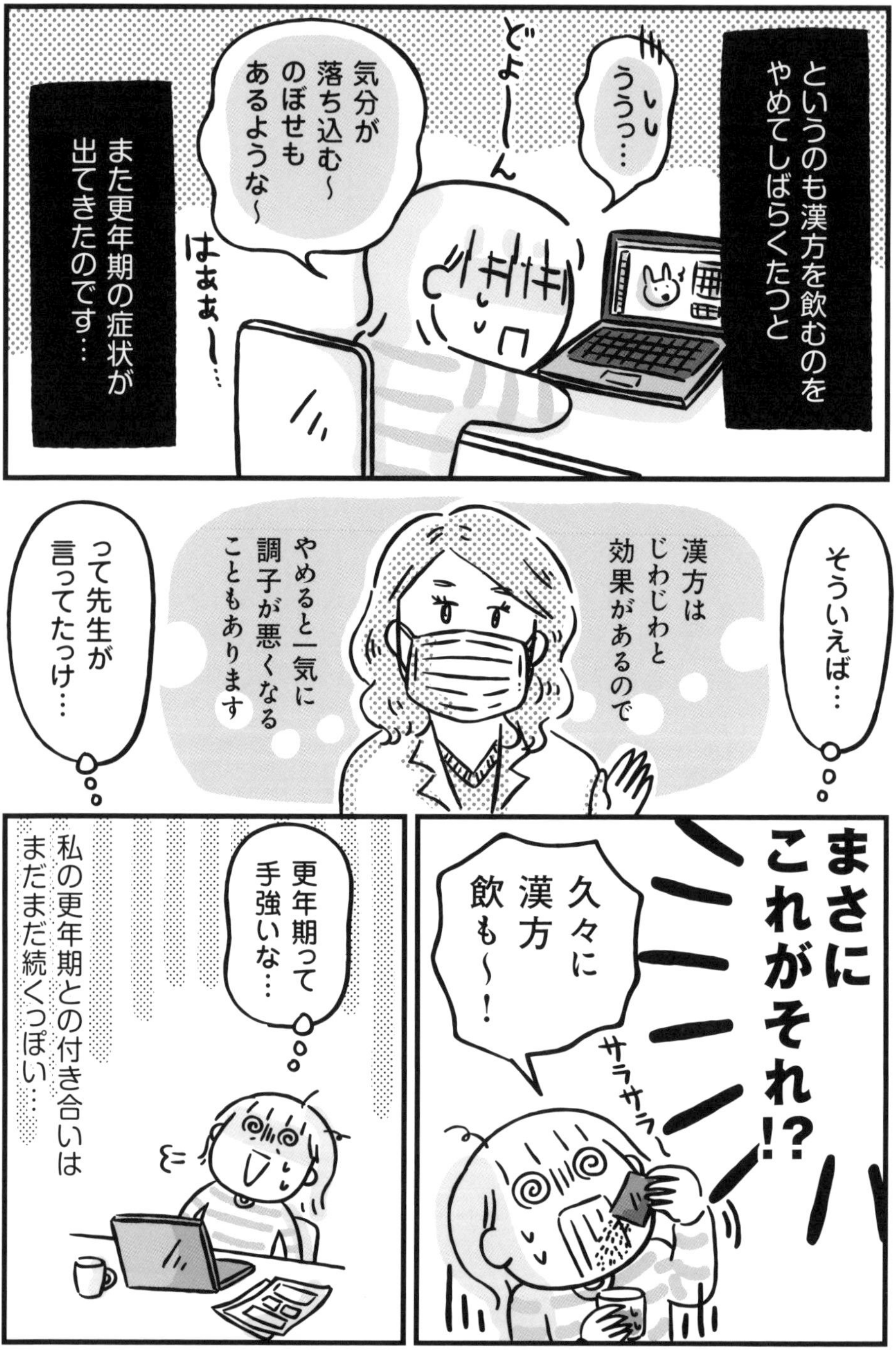

というのも漢方を飲むのをやめてしばらくたつと
ううっ…
どよーーん
気分が落ち込む〜のぼせもあるような〜
はぁあ〜…
また更年期の症状が出てきたのです…
そういえば…
漢方はじわじわと効果があるので
やめると一気に調子が悪くなることもあります
って先生が言ってたっけ…
まさにこれがそれ!?
久々に漢方飲も〜!
サラサラ〜
更年期って手強いな…
私の更年期との付き合いはまだまだ続くっぽい…

散歩と幸せホルモン

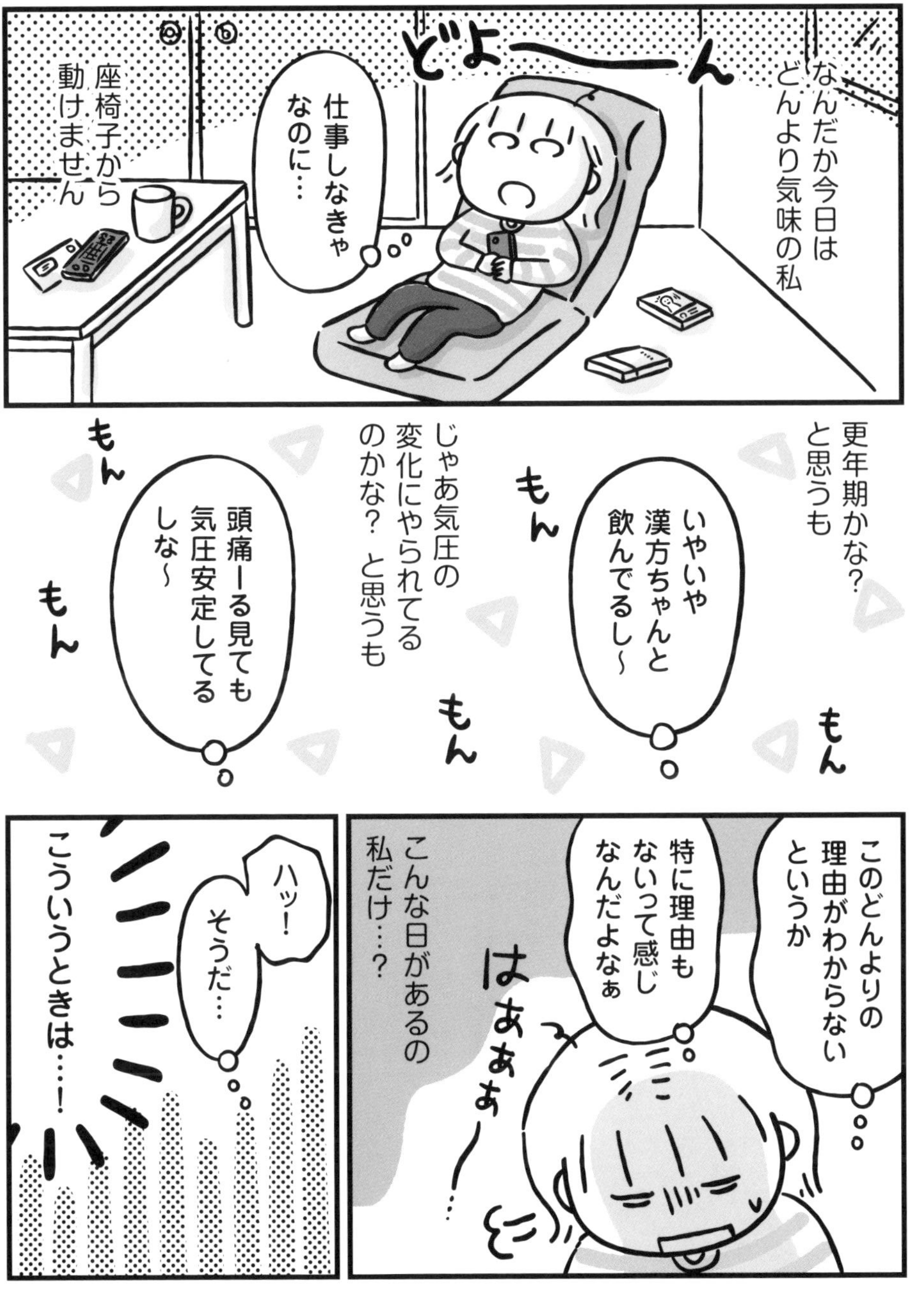

なんだか今日はどんより気味の私
どよーーん
仕事しなきゃなのに…
座椅子から動けません
更年期かな？と思うも
いやいや漢方ちゃんと飲んでるし～
もん
もん
じゃあ気圧の変化にやられてるのかな？と思うも
頭痛ーる見ても気圧安定してるしな～
もん
もん
このどんよりの理由がわからないというか
特に理由もないって感じなんだよなぁ
こんな日があるの私だけ…？
はぁぁぁ～…
ハッ！
そうだ…
こういうときは…！

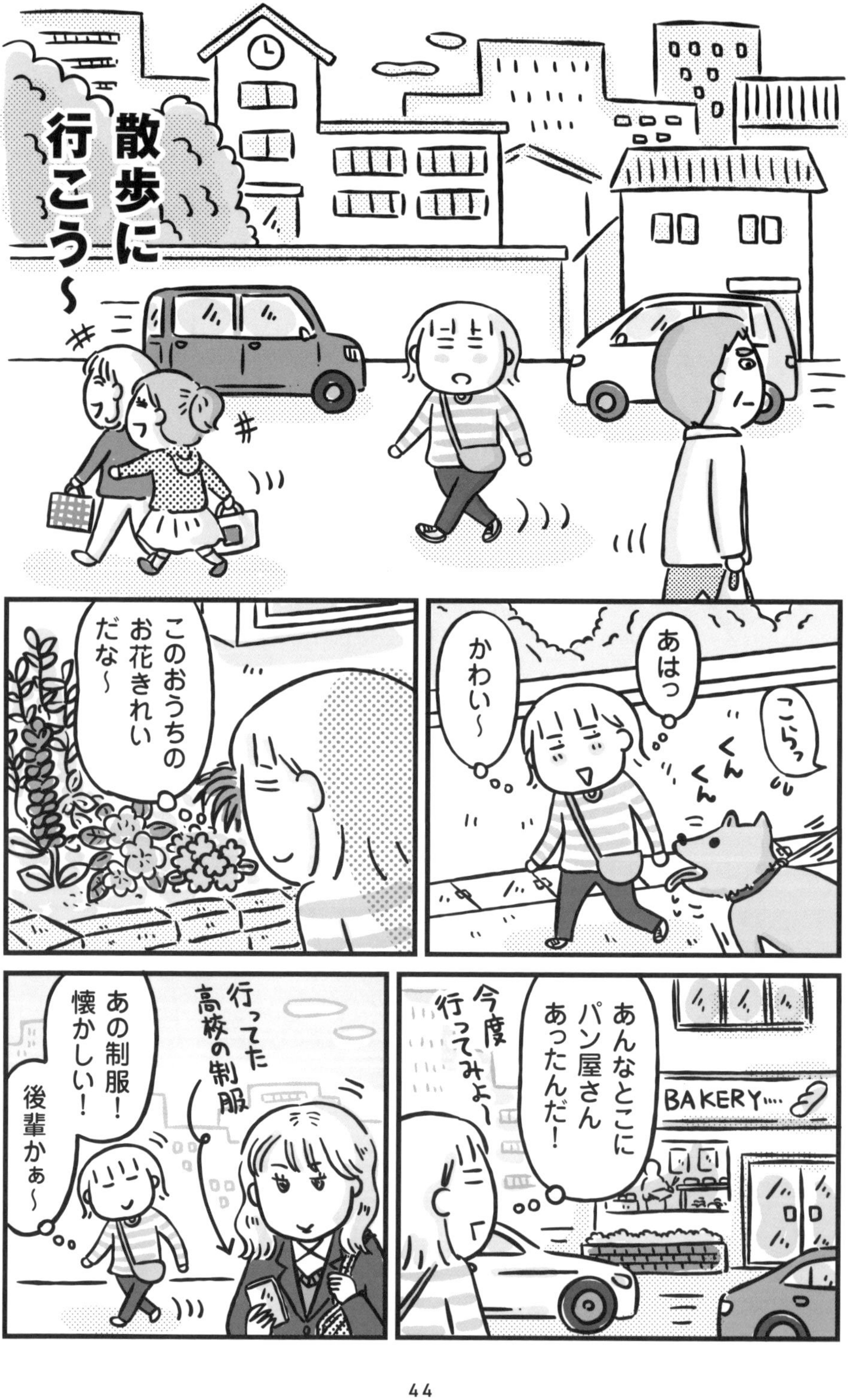
散歩に行こう～
こらっ
くんくん
あはっ
かわいい～
このおうちのお花きれいだな～
あんなとこにパン屋さんあったんだ！
今度行ってみよ～
BAKERY
行ってた高校の制服
あの制服！懐かしい！
後輩かぁ～

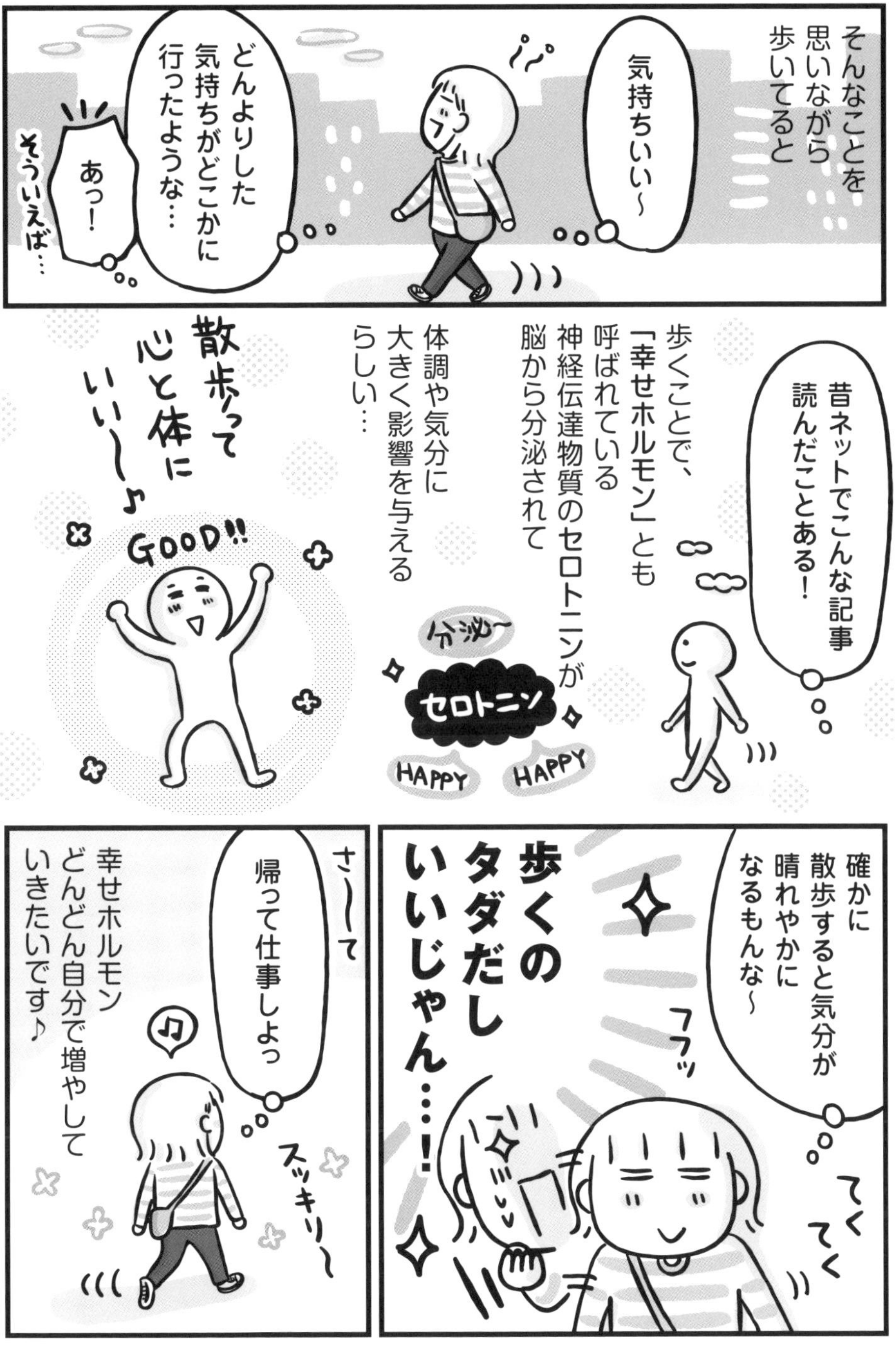
そんなことを思いながら歩いてると
気持ちいい〜
どんよりした気持ちがどこかに行ったような…
あっ!
そういえば…
昔ネットでこんな記事読んだことある!
歩くことで、「幸せホルモン」とも呼ばれている神経伝達物質のセロトニンが脳から分泌されて
体調や気分に大きく影響を与えるらしい…
分泌〜
セロトニン
HAPPY
HAPPY
散歩って心と体にいい〜♪
GOOD!!
確かに散歩すると気分が晴れやかになるもんな〜
フフッ
歩くのタダだしいいじゃん…!
てくてく
てくてく
さ〜て
帰って仕事しよっ
スッキリ〜
幸せホルモンどんどん自分で増やしていきたいです♪

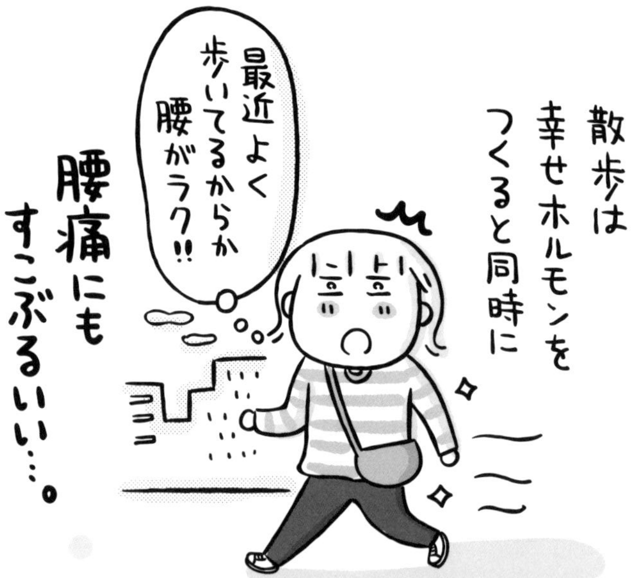
散歩は幸せホルモンをつくると同時に
最近よく歩いてるからか腰がラク!!
腰痛にもすこぶるいい…。

第2章

セルフケア

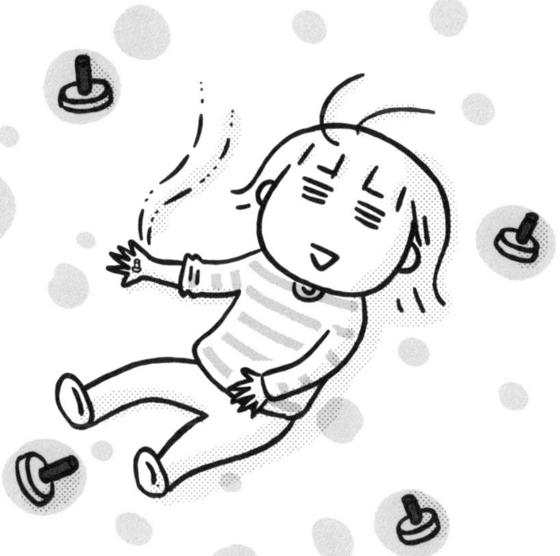

Chapter 2
SELF-CARE

お灸で温活

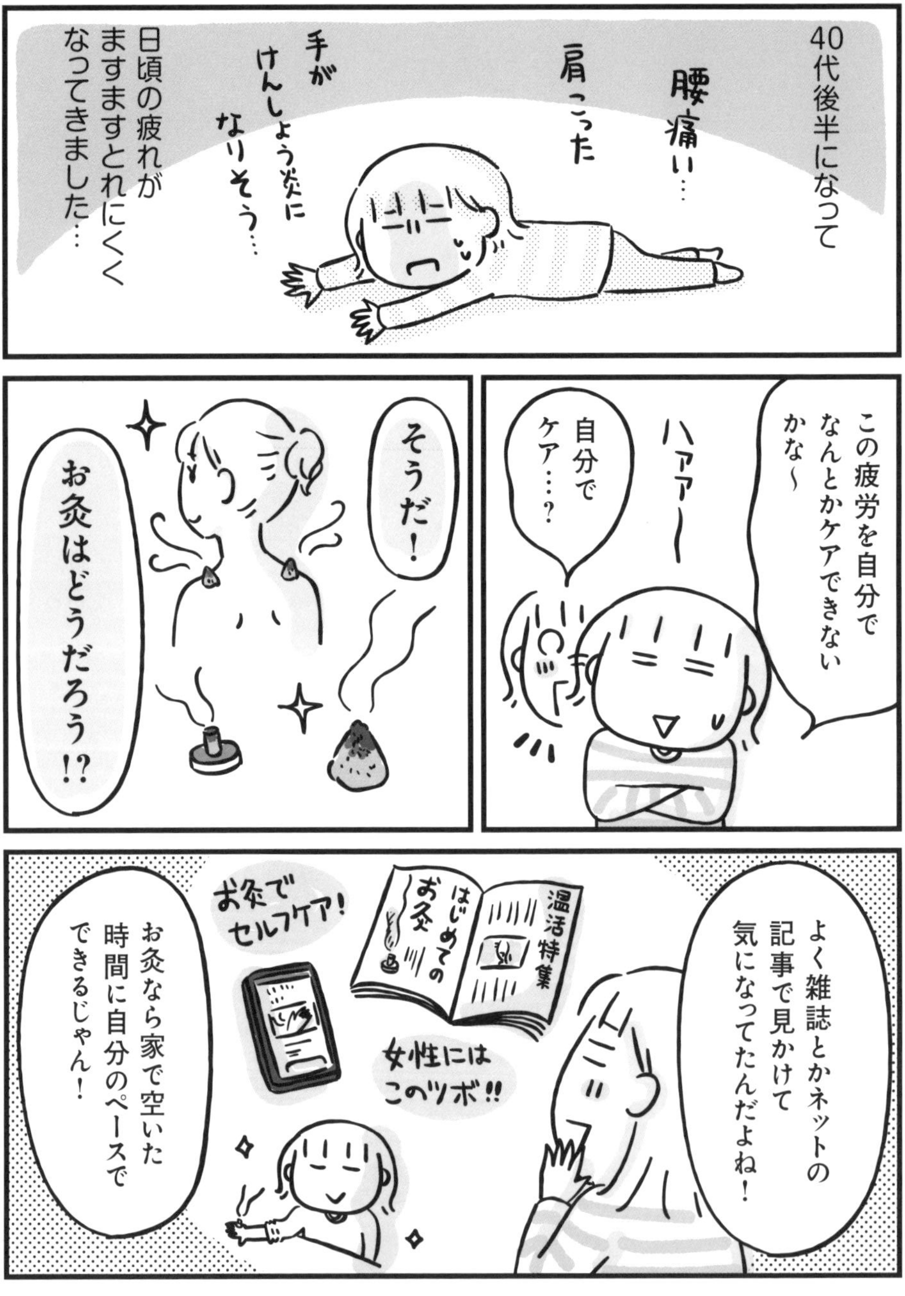

40代後半になって
腰痛い…
肩こった
手がけんしょう炎になりそう…
日頃の疲れがますますとれにくくなってきました…
この疲労を自分でなんとかケアできないかな〜
ハァァ〜
自分でケア…？
そうだ！
お灸はどうだろう!?
よく雑誌とかネットの記事で見かけて気になってたんだよね！
温活特集
はじめてのお灸
お灸でセルフケア！
女性にはこのツボ!!
お灸なら家で空いた時間に自分のペースでできるじゃん！

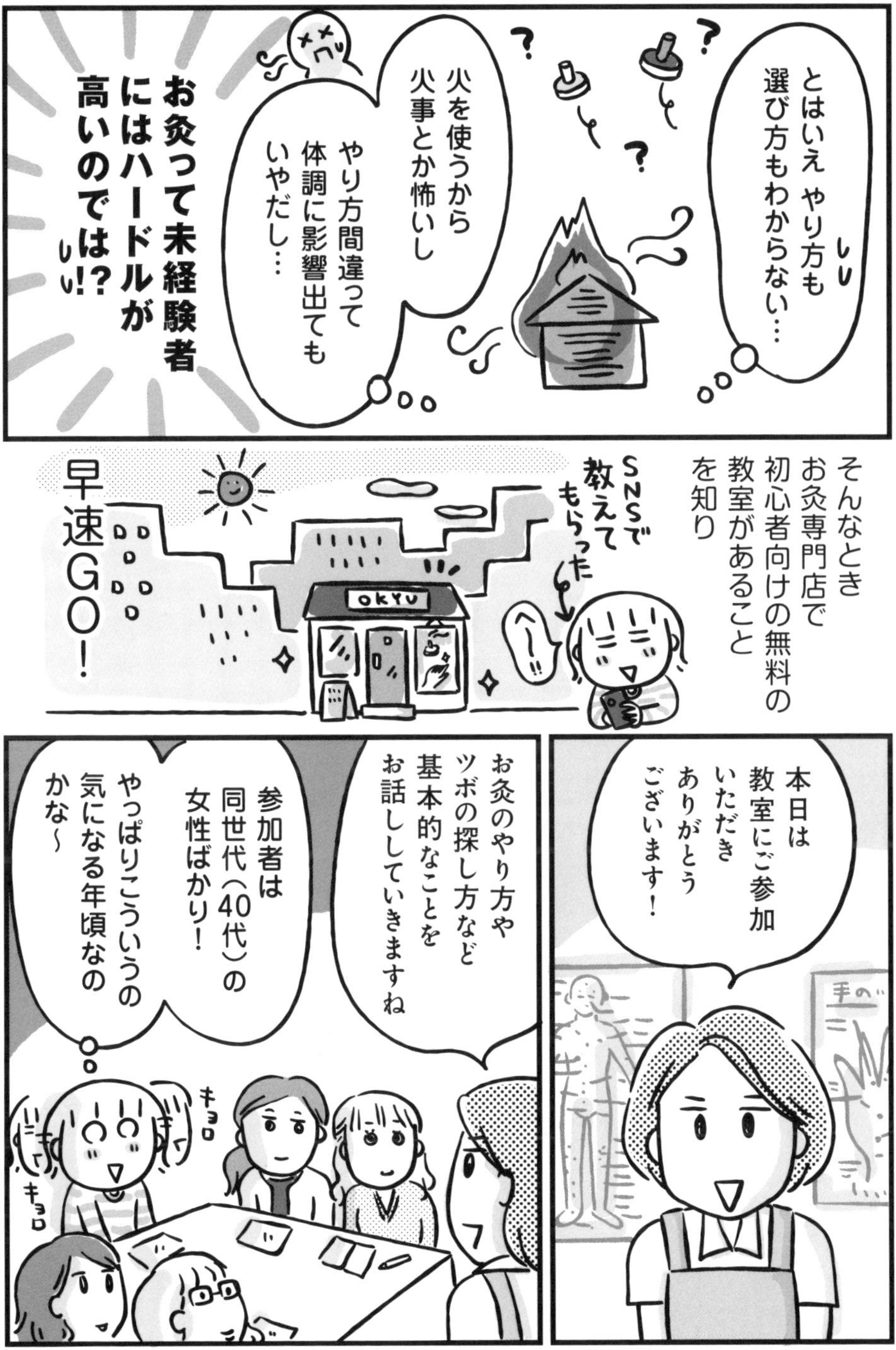
とはいえ やり方も 選び方もわからない…
火を使うから 火事とか怖いし やり方間違って 体調に影響出ても いやだし…
お灸って未経験者 にはハードルが 高いのでは!?
そんなとき お灸専門店で 初心者向けの無料の 教室があることを知り
SNSで教えてもらった
へ〜!!
OKYU
早速GO!
本日は 教室にご参加 いただき ありがとう ございます!
お灸のやり方や ツボの探し方など 基本的なことを お話ししていきますね
参加者は 同世代(40代)の 女性ばかり!
やっぱりこういうの 気になる年頃なの かな〜
キョロ
キョロ

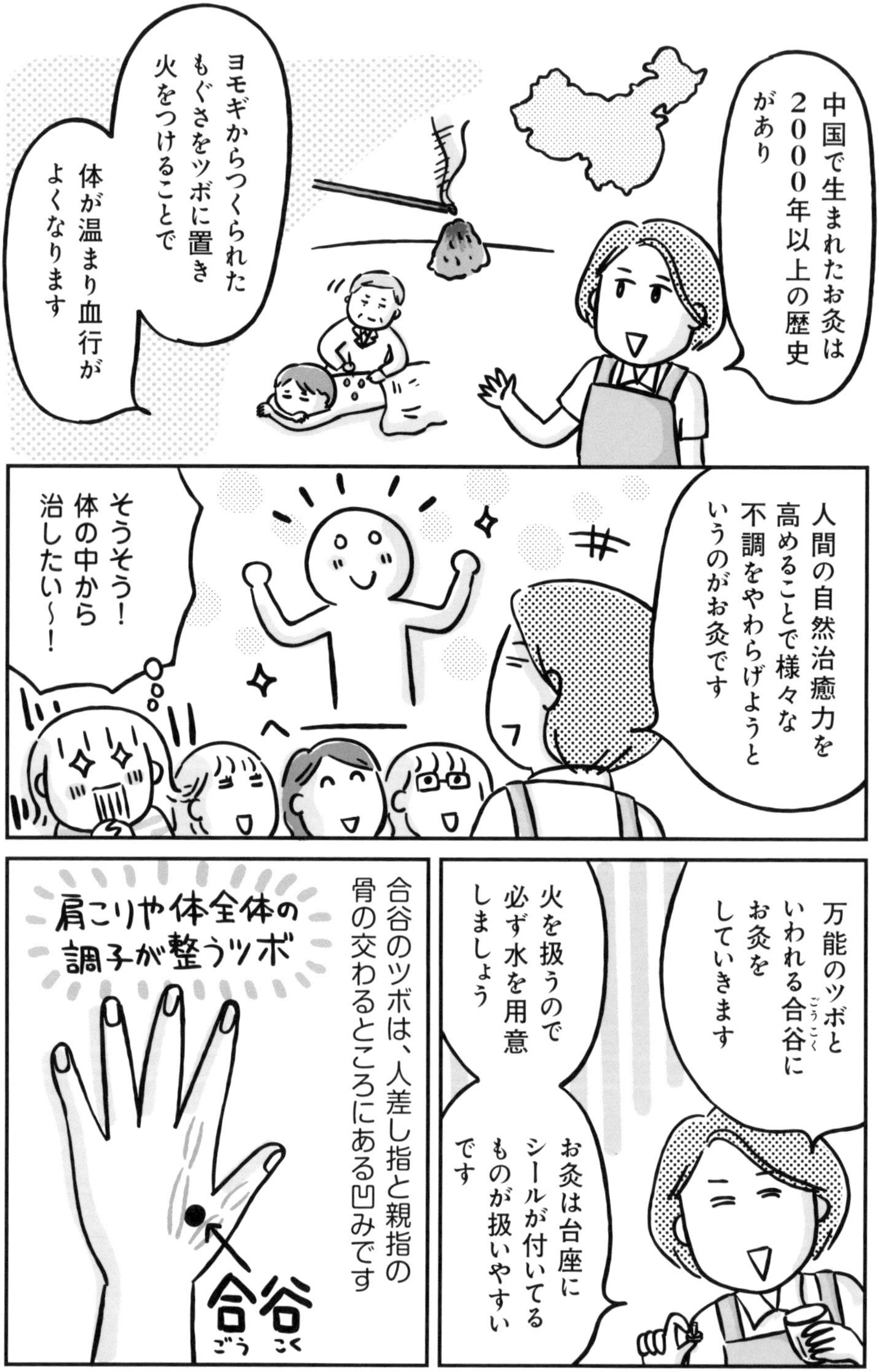
中国で生まれたお灸は
2000年以上の歴史
があり
ヨモギからつくられた
もぐさをツボに置き
火をつけることで
体が温まり血行が
よくなります
人間の自然治癒力を
高めることで様々な
不調をやわらげようと
いうのがお灸です
そうそう！
体の中から
治したい〜〜！
万能のツボと
いわれる合谷《ごうこく》に
お灸を
していきます
火を扱うので
必ず水を用意
しましょう
お灸は台座に
シールが付いてる
ものが扱いやすい
です
合谷のツボは、人差し指と親指の
骨の交わるところにある凹みです
肩こりや体全体の
調子が整うツボ
合谷《ごうこく》

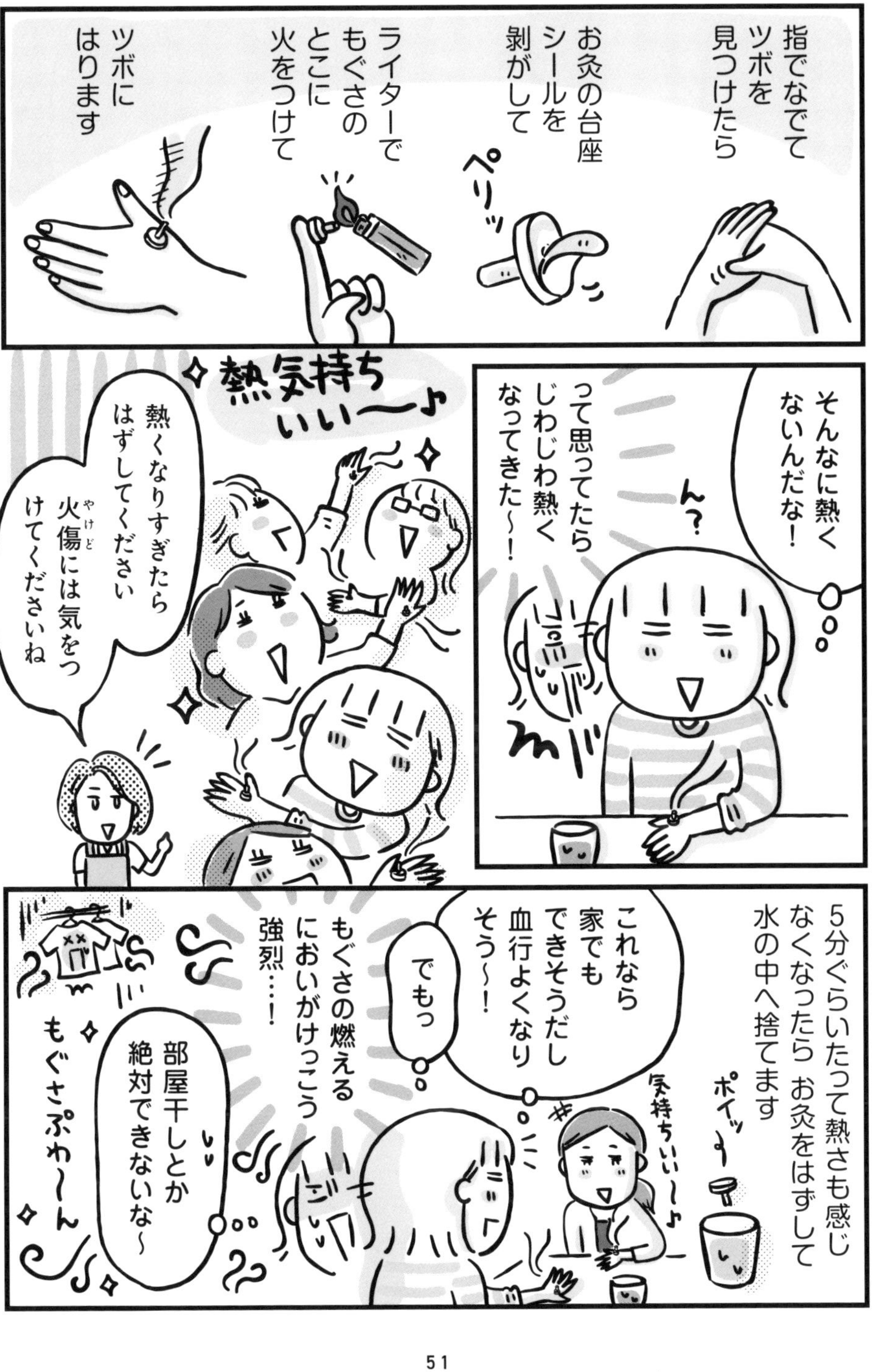
指でなでてツボを見つけたら
お灸の台座シールを剥がして
ペリッ
ライターでもぐさのとこに火をつけて
ツボにはります
そんなに熱くないんだな!
ん?
って思ってたらじわじわ熱くなってきた〜!
熱気持ちいい〜♪
熱くなりすぎたらはずしてください 火傷《やけど》には気をつけてくださいね
5分ぐらいたって熱さも感じなくなったら お灸をはずして水の中へ捨てます
ポイッ
気持ちいい〜♪
これなら家でもできそうだし血行よくなりそう〜!
でもっ
もぐさの燃えるにおいがけっこう強烈…!
部屋干しとか絶対できないな〜
もぐさぷわ〜ん

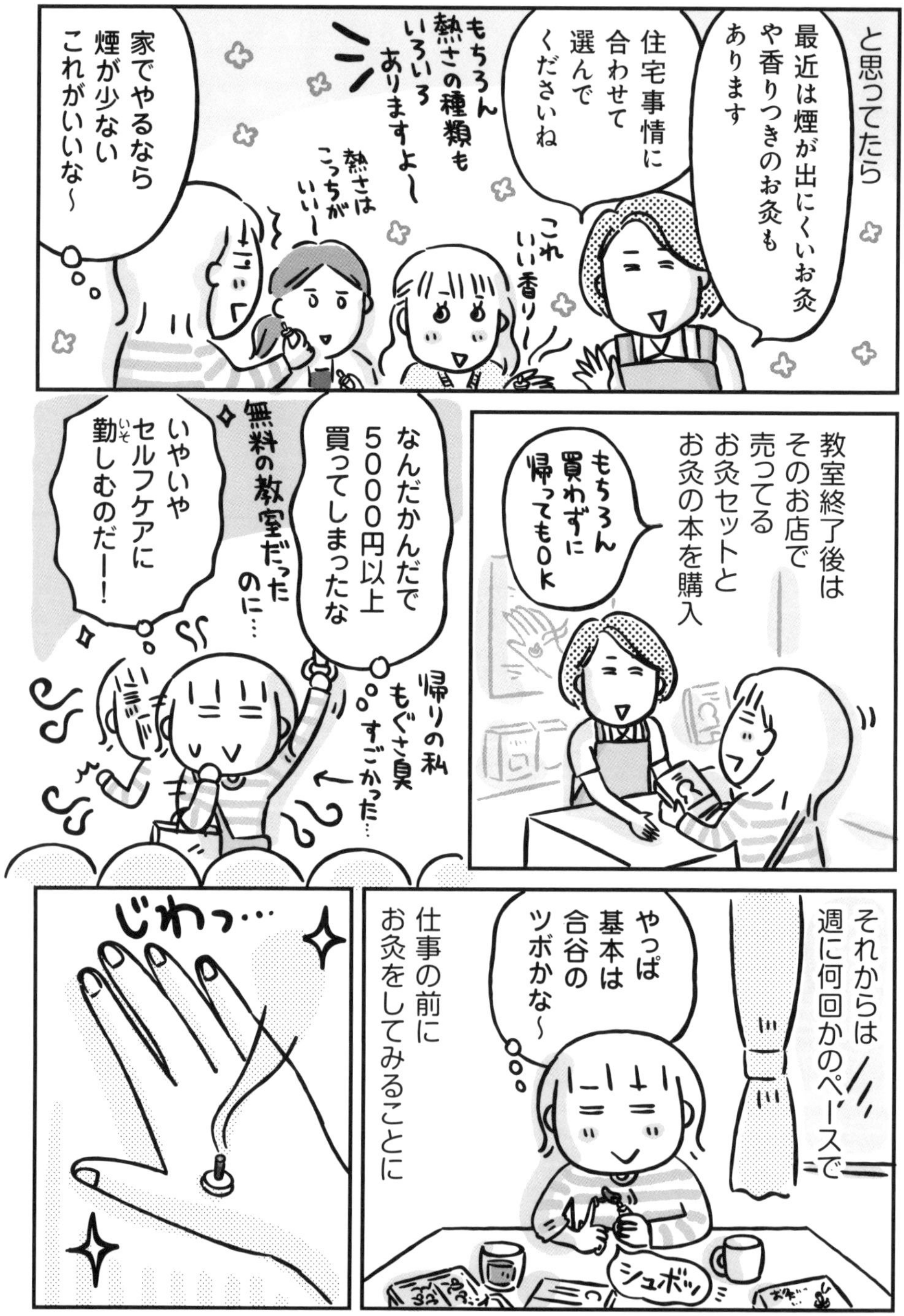
と思ってたら
最近は煙が出にくいお灸や香りつきのお灸もあります
住宅事情に合わせて選んでくださいね
これいい香り～
もちろん熱さの種類もいろいろありますよ～
熱さはこっちがいい～
家でやるなら煙が少ないこれがいいな～
教室終了後はそのお店で売ってるお灸セットとお灸の本を購入
もちろん買わずに帰ってもOK
なんだかんだで5000円以上買ってしまったな
無料の教室だったのに…
いやいやセルフケアに勤《いそ》しむのだー！
帰りの私もぐさ臭すごかった…
それからは週に何回かのペースで
仕事の前にお灸をしてみることに
やっぱ基本は合谷のツボかな～
シュボッ
じわっ…

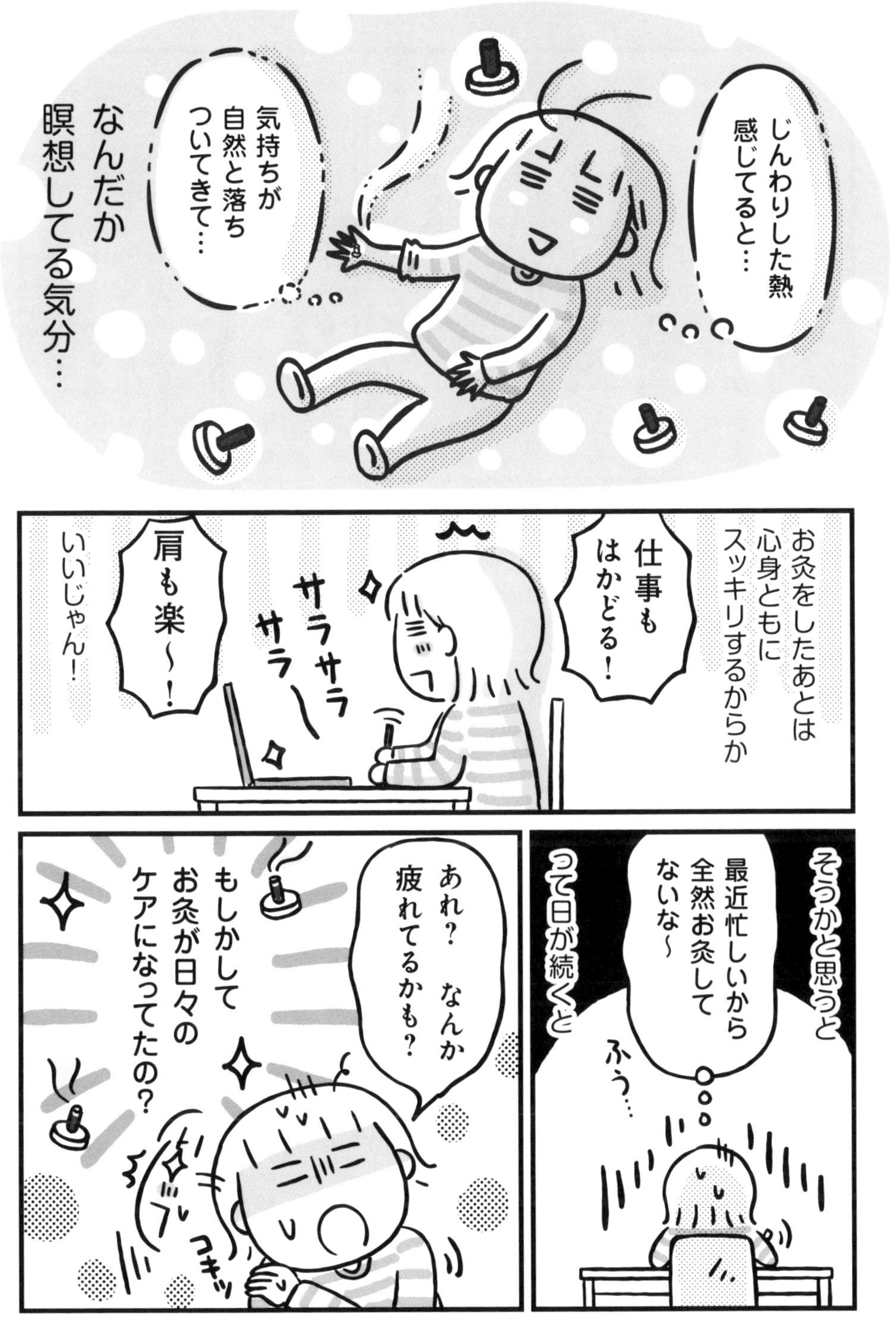

じんわりした熱
感じてると…
気持ちが
自然と落ち
ついてきて…
なんだか
瞑想してる気分…
お灸をしたあとは
心身ともに
スッキリするからか
仕事も
はかどる！
サラサラ
サラ〜
肩も楽〜！
いいじゃん！
そうかと思うと
最近忙しいから
全然お灸して
ないな〜
って日が続くと
ふう…
あれ？ なんか
疲れてるかも？
もしかして
お灸が日々の
ケアになってたの？
コキッ

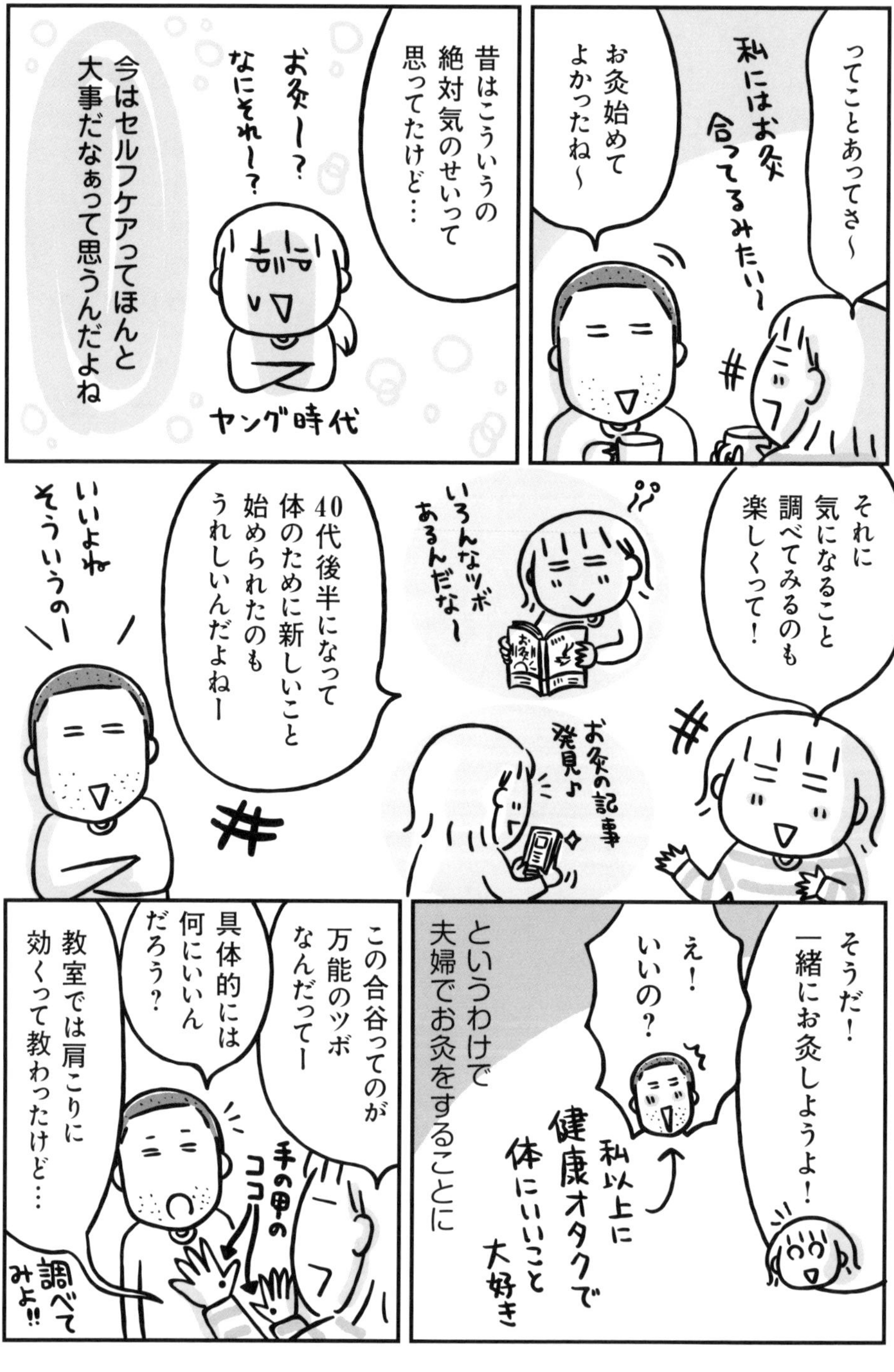
ってことあってさ～
私にはお灸合ってるみたい～
お灸始めてよかったね～
昔はこういうの絶対気のせいって思ってたけど…
お灸ー？なにそれー？
ヤング時代
今はセルフケアってほんと大事だなぁって思うんだよね
それに気になること調べてみるのも楽しくって！
いろんなツボあるんだな～
お灸の記事発見♪
40代後半になって体のために新しいこと始められたのもうれしいんだよねー
いいよねそういうのー
そうだ！一緒にお灸しようよ！
え！いいの？
私以上に健康オタクで体にいいこと大好き
というわけで夫婦でお灸をすることに
この合谷ってのが万能のツボなんだってー
手の甲のココ
具体的には何にいいんだろう？
教室では肩こりに効くって教わったけど…
調べてみよ!!

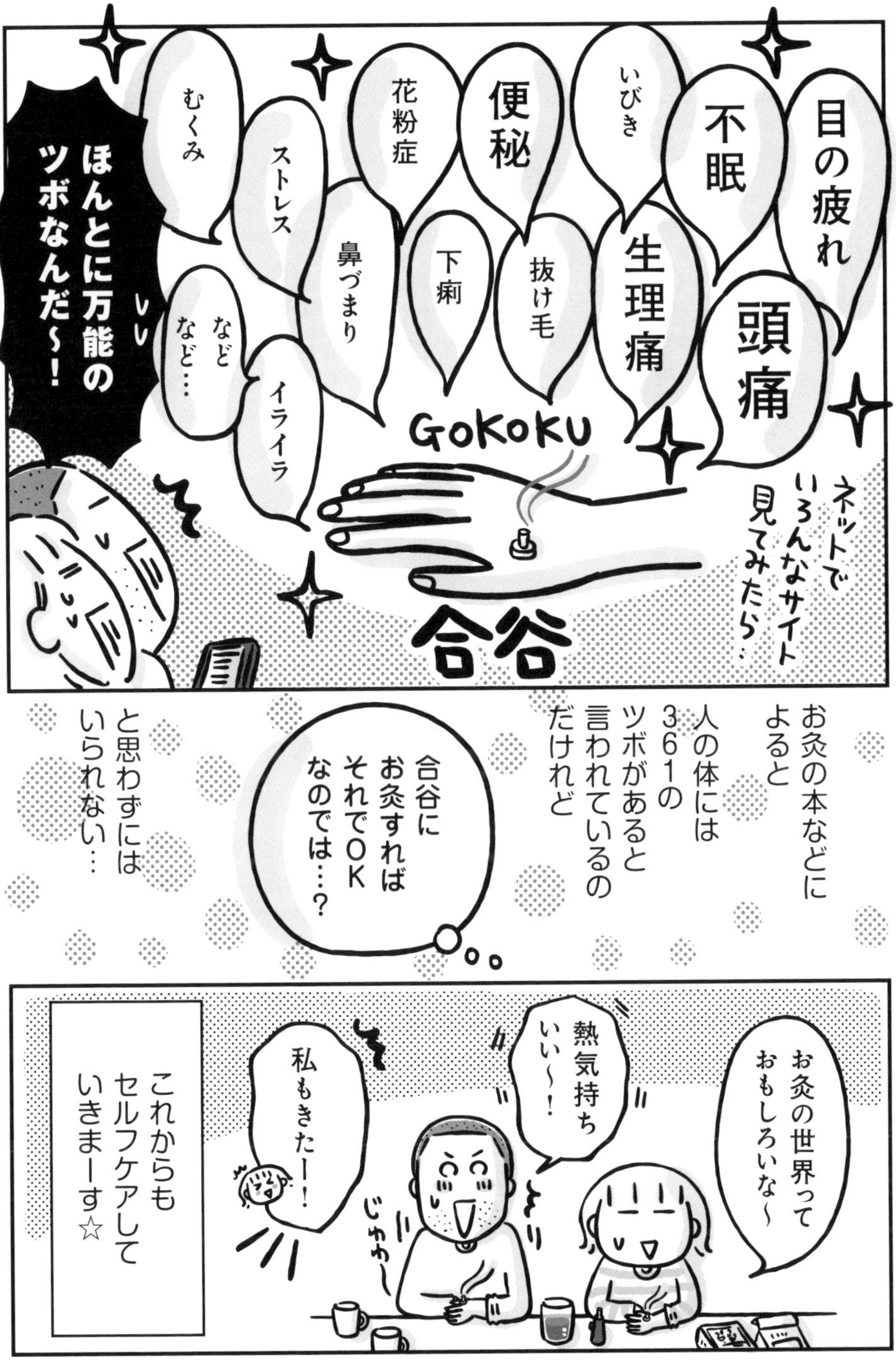

ネットでいろんなサイト見てみたら…
目の疲れ
頭痛
不眠
生理痛
いびき
便秘
抜け毛
花粉症
下痢
鼻づまり
ストレス
むくみ
イライラ
などなど…
ほんとに万能のツボなんだ〜！
GOKOKU
合谷
お灸の本などによると人の体には361のツボがあると言われているのだけれど
合谷にお灸すればそれでOKなのでは…？
と思わずにはいられない…
お灸の世界っておもしろいな〜
熱気持ちいい〜！
私もきたー！
じゅわ〜
これからもセルフケアしていきまーす☆

ミニコラム　ダイエットサプリ

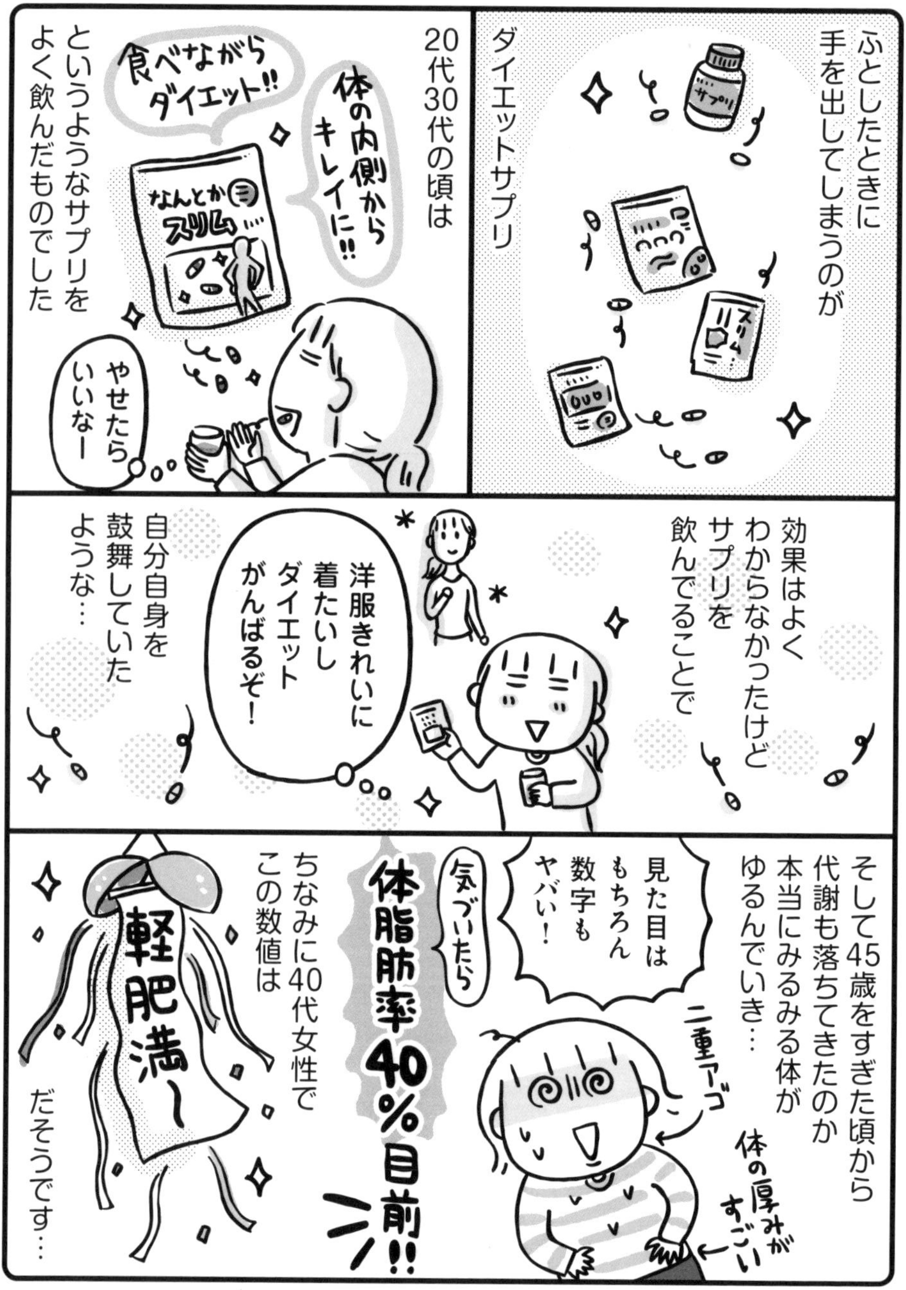
ふとしたときに手を出してしまうのが
ダイエットサプリ
サプリ
スリム
20代30代の頃は
体の内側からキレイに!!
食べながらダイエット!!
なんとかスリム
やせたらいいなー
というようなサプリをよく飲んだものでした
効果はよくわからなかったけどサプリを飲んでることで
洋服きれいに着たいしダイエットがんばるぞ!
自分自身を鼓舞していたような…
そして45歳をすぎた頃から代謝も落ちてきたのか本当にみるみる体がゆるんでいき…
見た目はもちろん数字もヤバい!
二重アゴ
体の厚みがすごい
気づいたら
体脂肪率40%目前!!
ちなみに40代女性でこの数値は
軽肥満～
だそうです…

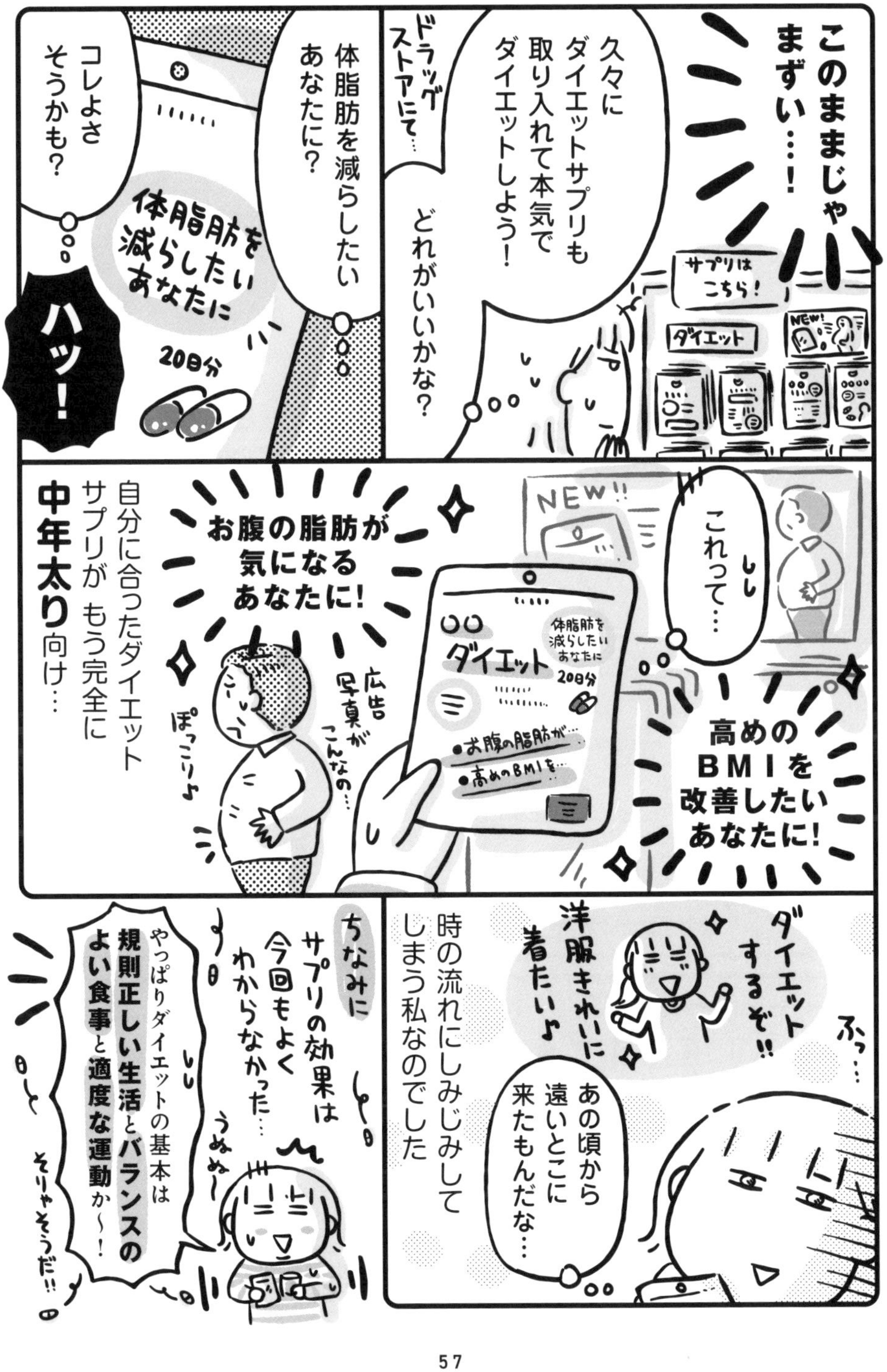
このままじゃまずい…!
久々にダイエットサプリも取り入れて本気でダイエットしよう!
ドラッグストアにて…
どれがいいかな?
サプリはこちら!
ダイエット
NEW!
体脂肪を減らしたいあなたに?
コレよさそうかも?
体脂肪を減らしたいあなたに
20日分
ハッ!
これって…
NEW!!
高めのBMIを改善したいあなたに!
○○ダイエット
体脂肪を減らしたいあなたに
20日分
●お腹の脂肪が…
●高めのBMIを…
お腹の脂肪が気になるあなたに!
広告写真がこんなの…
ぽっこり♪
自分に合ったダイエットサプリがもう完全に中年太り向け…
ダイエットするぞ!!
洋服きれいに着たい♪
ふっ…
あの頃から遠いとこに来たもんだな…
時の流れにしみじみしてしまう私なのでした
ちなみにサプリの効果は今回もよくわからなかった…
うぬぬ~
やっぱりダイエットの基本は規則正しい生活とバランスのよい食事と適度な運動か~!
そりゃそうだ!!

ヨガ→ラジオ体操→???

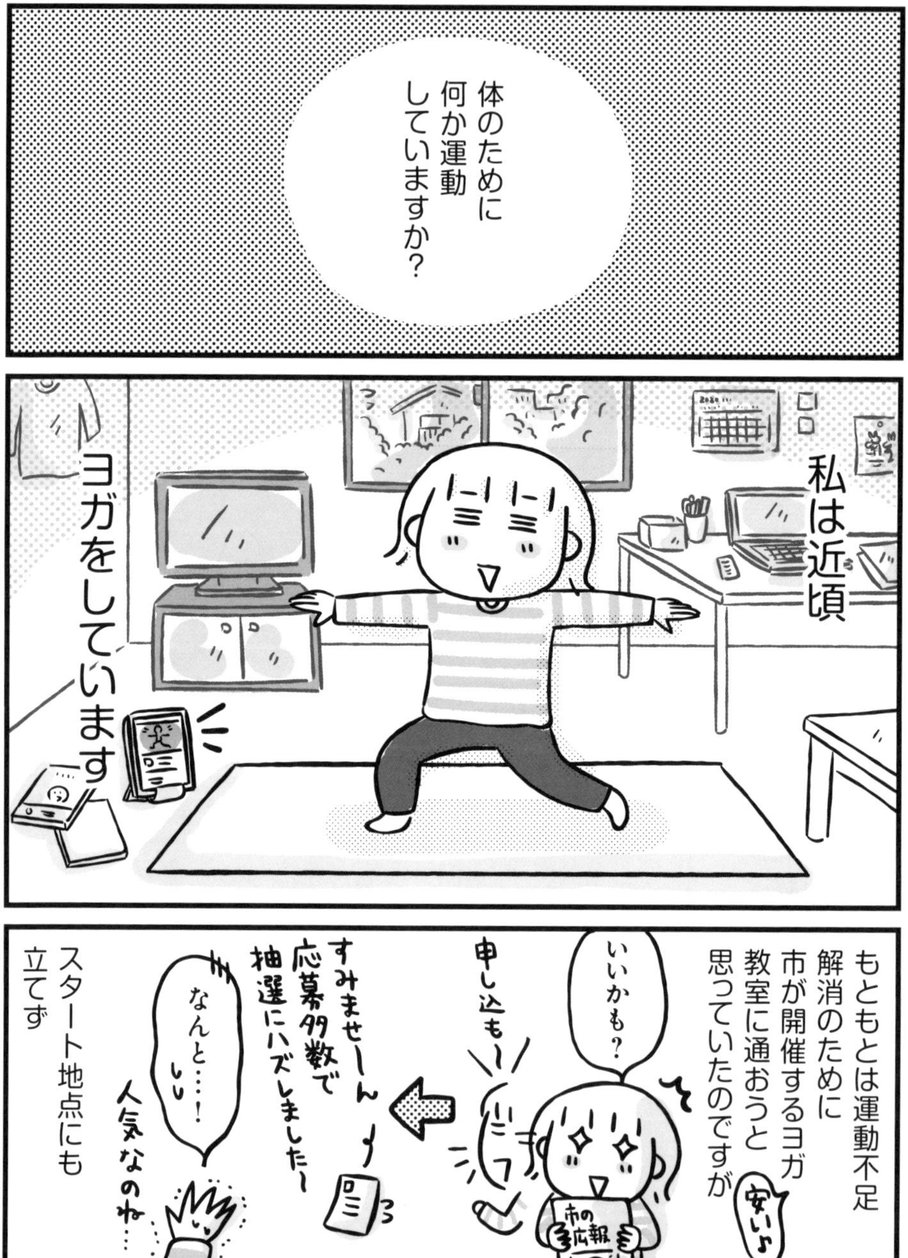

体のために何か運動していますか?
私は近頃
ヨガをしています
もともとは運動不足解消のために市が開催するヨガ教室に通おうと思っていたのですが
安い♪
いいかも?
市の広報
申し込も〜
すみませ〜ん応募多数で抽選にハズレました〜
なんと…!
人気なのね…
スタート地点にも立てず

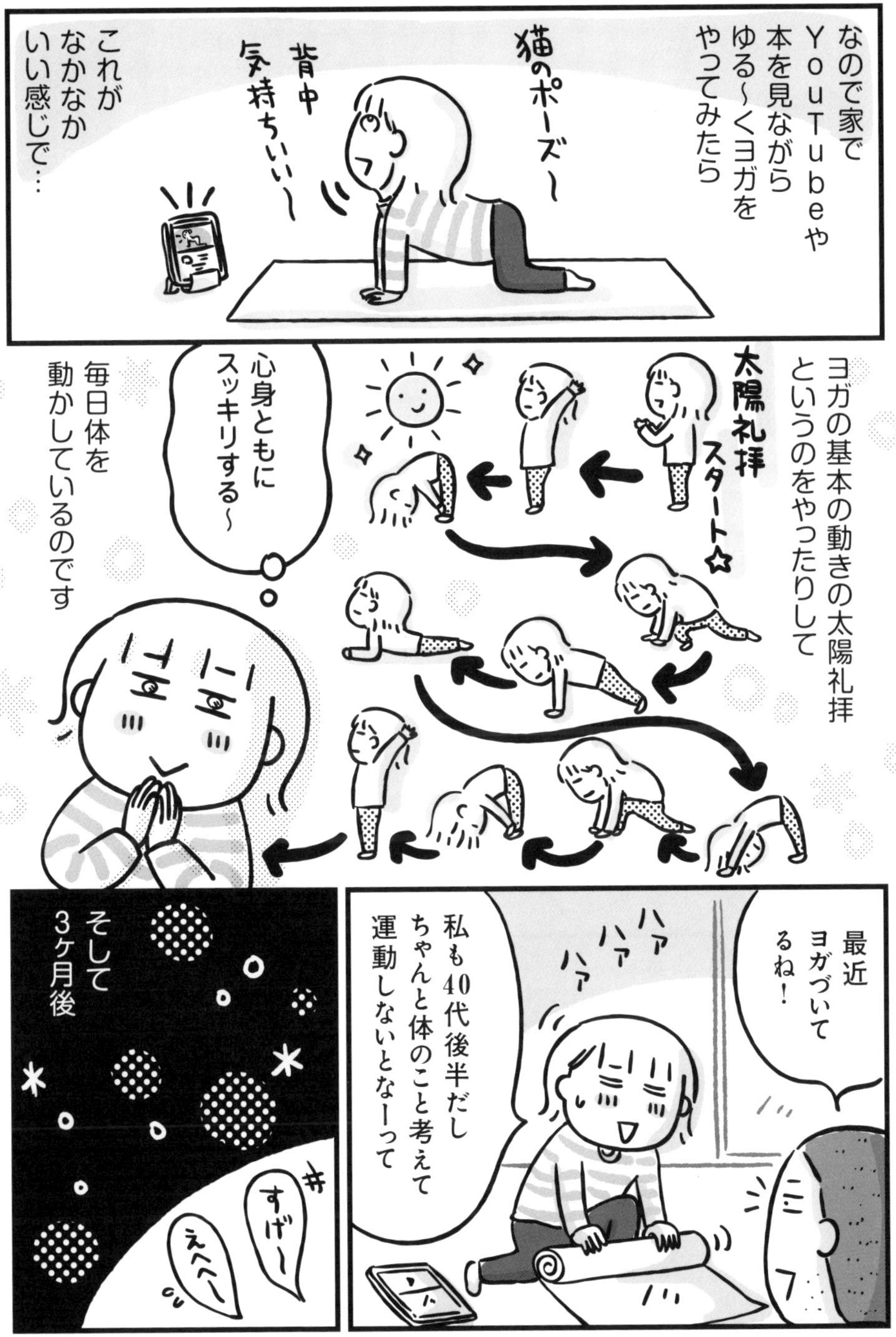
なので家で
YouTubeや
本を見ながら
ゆる〜くヨガを
やってみたら
猫のポーズ〜
背中気持ちいい〜
これがなかなかいい感じで…
ヨガの基本の動きの太陽礼拝というのをやったりして
太陽礼拝スタート☆
心身ともにスッキリする〜
毎日体を動かしているのです
最近ヨガづいてるね！
ハァ
ハァ
ハァ
私も40代後半だしちゃんと体のこと考えて運動しないとなーって
そして3ケ月後
すげ〜
えへへ〜

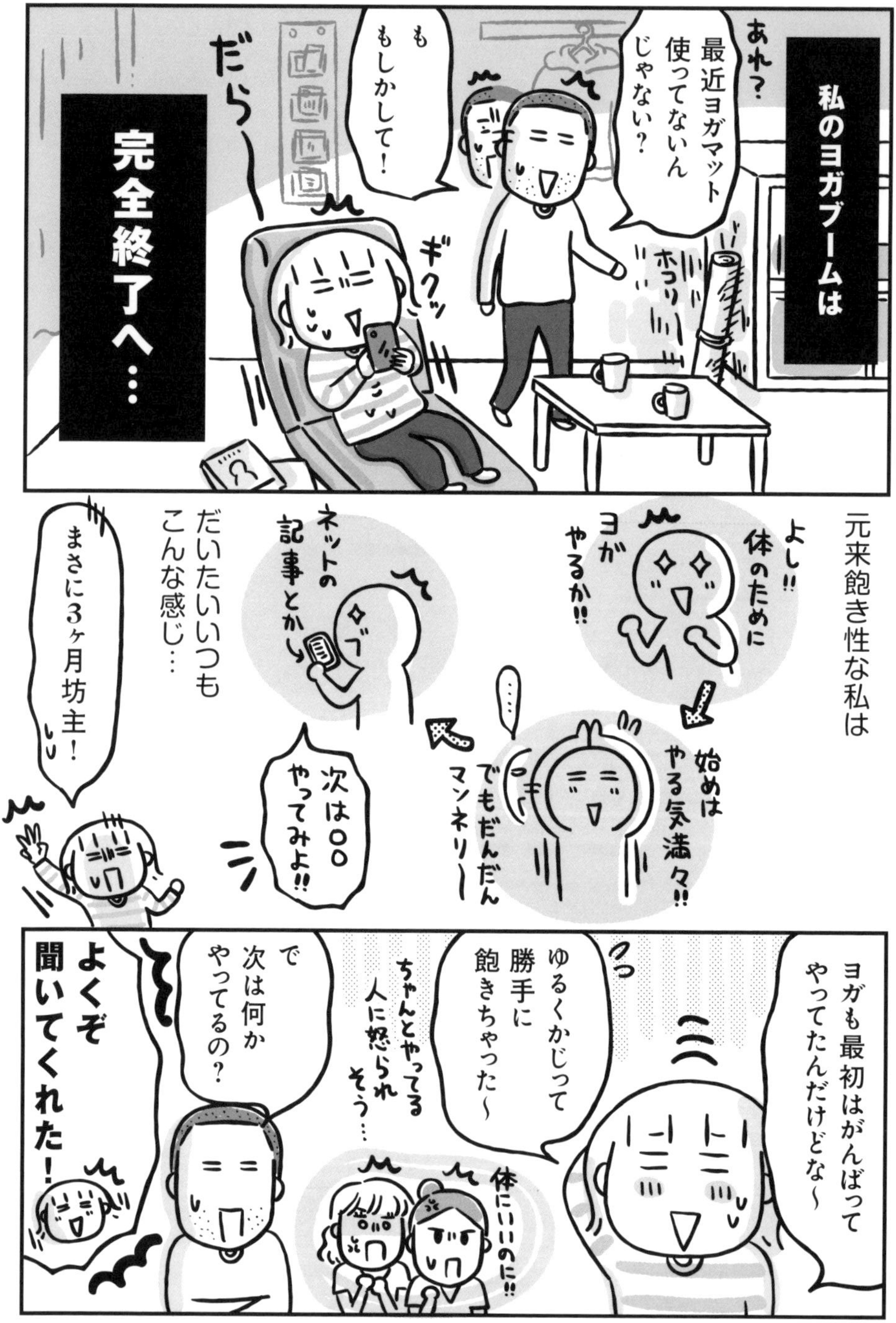
私のヨガブームは
あれ？
最近ヨガマット使ってないんじゃない？
ホコリ
も もしかして！
ギクッ
だら〜
完全終了へ…
元来飽き性な私は
よし!! 体のために ヨガやるか!!
始めはやる気満々!!
…
でもだんだんマンネリ〜
ネットの記事とか
次は○○やってみよ!!
だいたいいつもこんな感じ…
まさに3ヶ月坊主！
ヨガも最初はがんばってやってたんだけどな〜
ゆるくかじって勝手に飽きちゃった〜
ちゃんとやってる人に怒られそう…
体にいいのに!!
で次は何かやってるの？
よくぞ聞いてくれた！

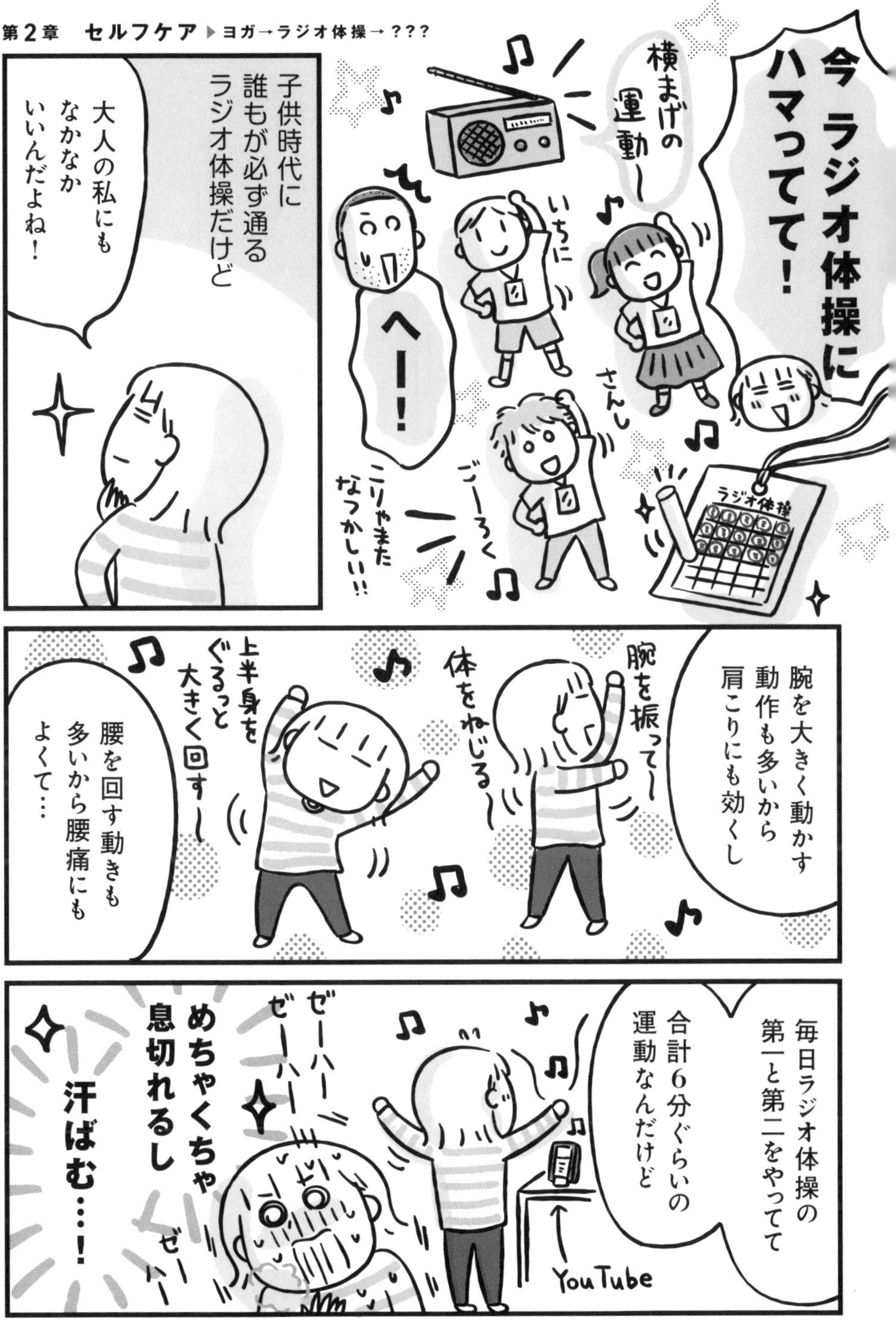
今 ラジオ体操に ハマってて！
横まげの運動〜
いちに
さんし
ごーろく
ラジオ体操
へー！
こりやまた なつかしい!!
子供時代に 誰もが必ず通る ラジオ体操だけど
大人の私にも なかなか いいんだよね！
腕を大きく動かす 動作も多いから 肩こりにも効くし
腕を振って〜
体をねじる〜
上半身を ぐるっと 大きく回す〜
腰を回す動きも 多いから腰痛にも よくて…
毎日ラジオ体操の 第一と第二をやってて
合計6分ぐらいの 運動なんだけど
YouTube
ゼーハー ゼーハー
めちゃくちゃ 息切れるし
汗ばむ…！
ゼー ハー

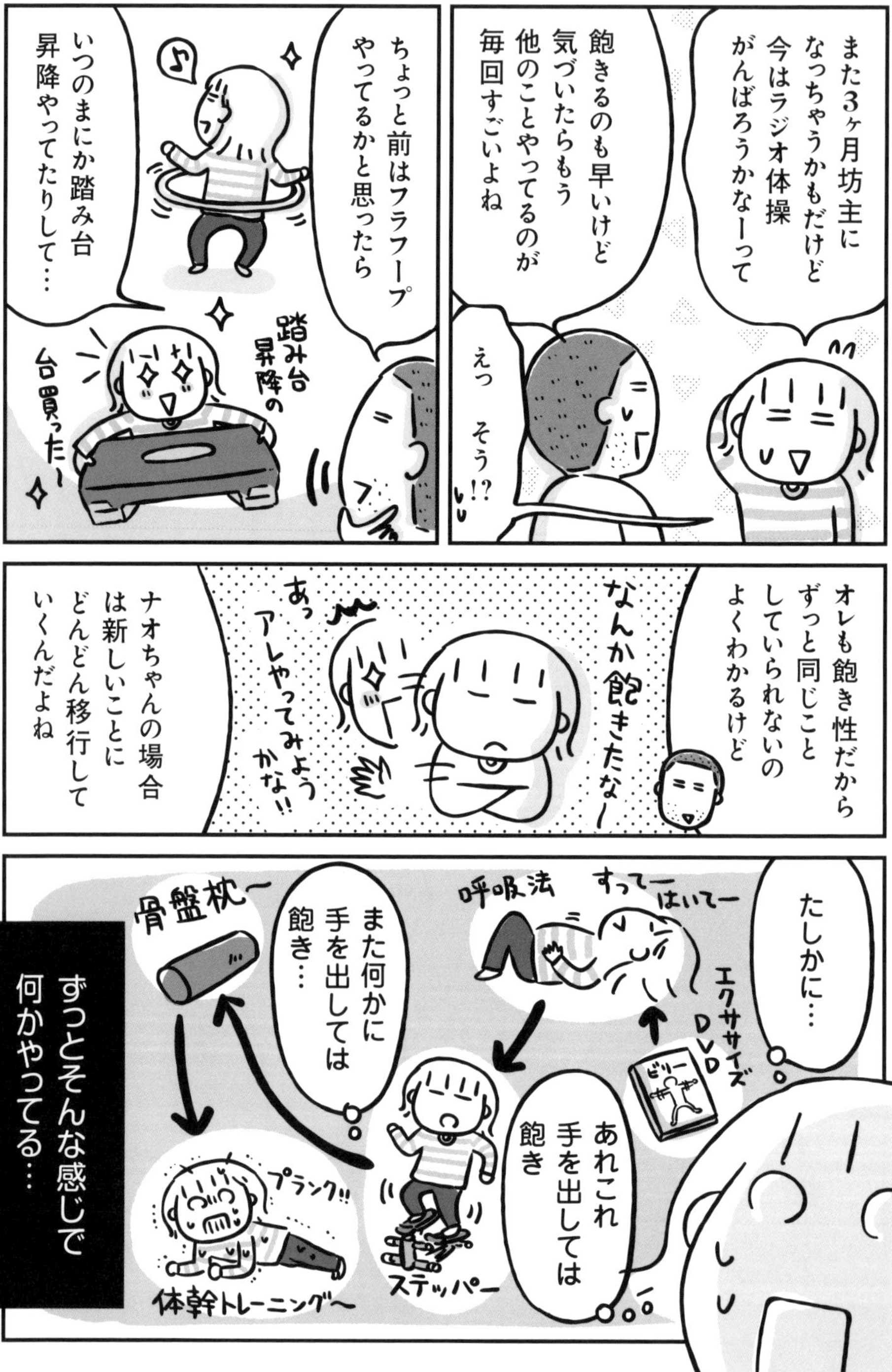
また3ヶ月坊主に
なっちゃうかもだけど
今はラジオ体操
がんばろうかなーって
飽きるのも早いけど
気づいたらもう
他のことやってるのが
毎回すごいよね
えっ そう!?
ちょっと前はフラフープ
やってるかと思ったら
踏み台昇降の
台買った〜
いつのまにか踏み台
昇降やってたりして…
オレも飽き性だから
ずっと同じこと
していられないの
よくわかるけど
なんか飽きたな〜
あっ アレやってみようかな!!
ナオちゃんの場合
は新しいことに
どんどん移行して
いくんだよね
たしかに…
呼吸法 すってー はいてー
エクササイズDVD
ビリー
あれこれ
手を出しては
飽き
ステッパー
また何かに
手を出しては
飽き…
プランク!!
体幹トレーニング〜
骨盤枕〜
ずっとそんな感じで
何かやってる…

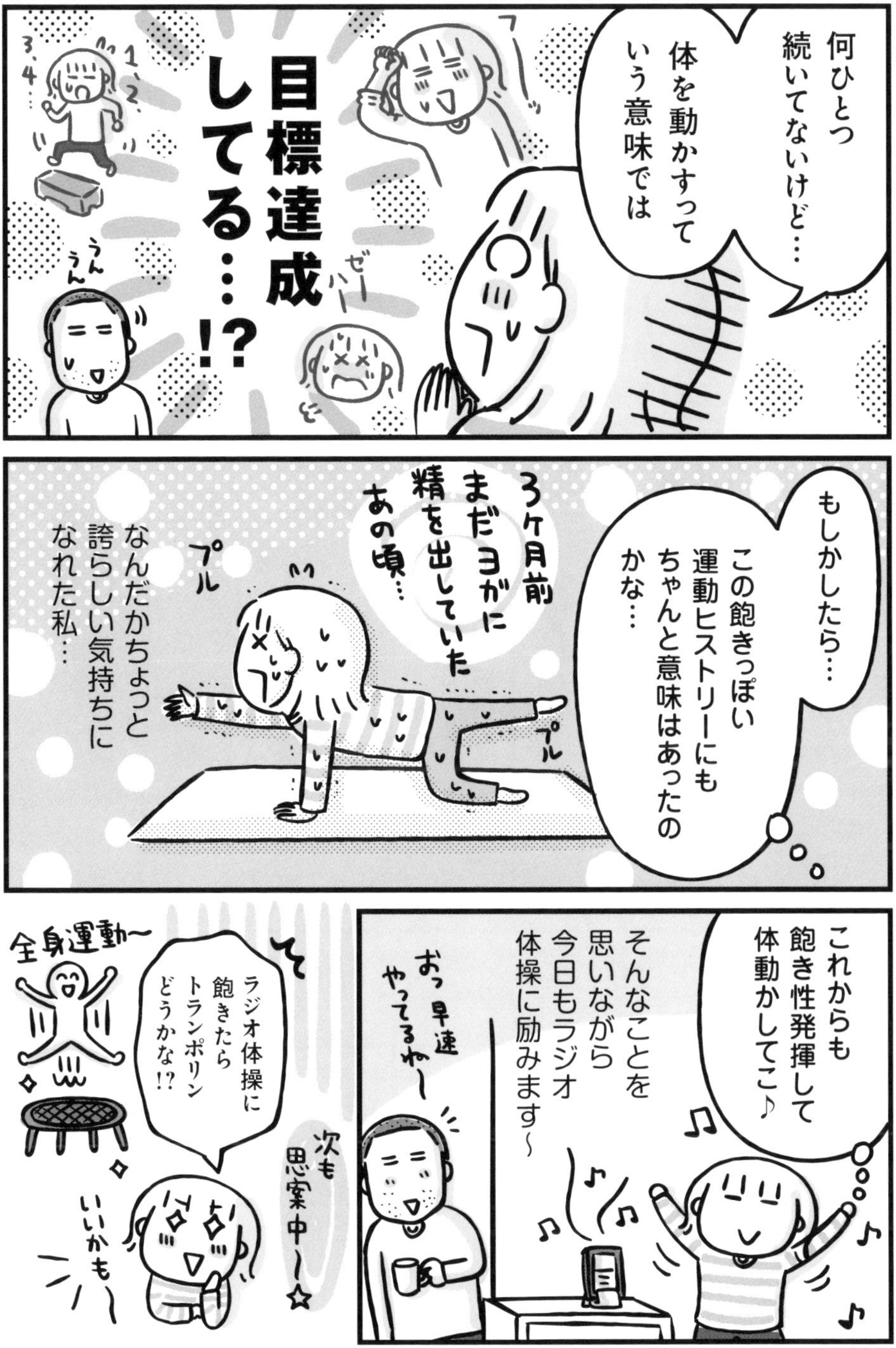
何ひとつ続いてないけど…
体を動かすっていう意味では
目標達成してる…!?
フー…
1、2、
3、4…
ゼーハー
うんうん
もしかしたら…
この飽きっぽい運動ヒストリーにもちゃんと意味はあったのかな…
3ケ月前まだヨガに精を出していたあの頃…
プル
プル
なんだかちょっと誇らしい気持ちになれた私…
これからも飽き性発揮して体動かしてこ♪
そんなことを思いながら今日もラジオ体操に励みます～
おっ早速やってるね～
ラジオ体操に飽きたらトランポリンどうかな!?
全身運動～
いいかも～
次も思案中～☆

腸活と乳酸菌

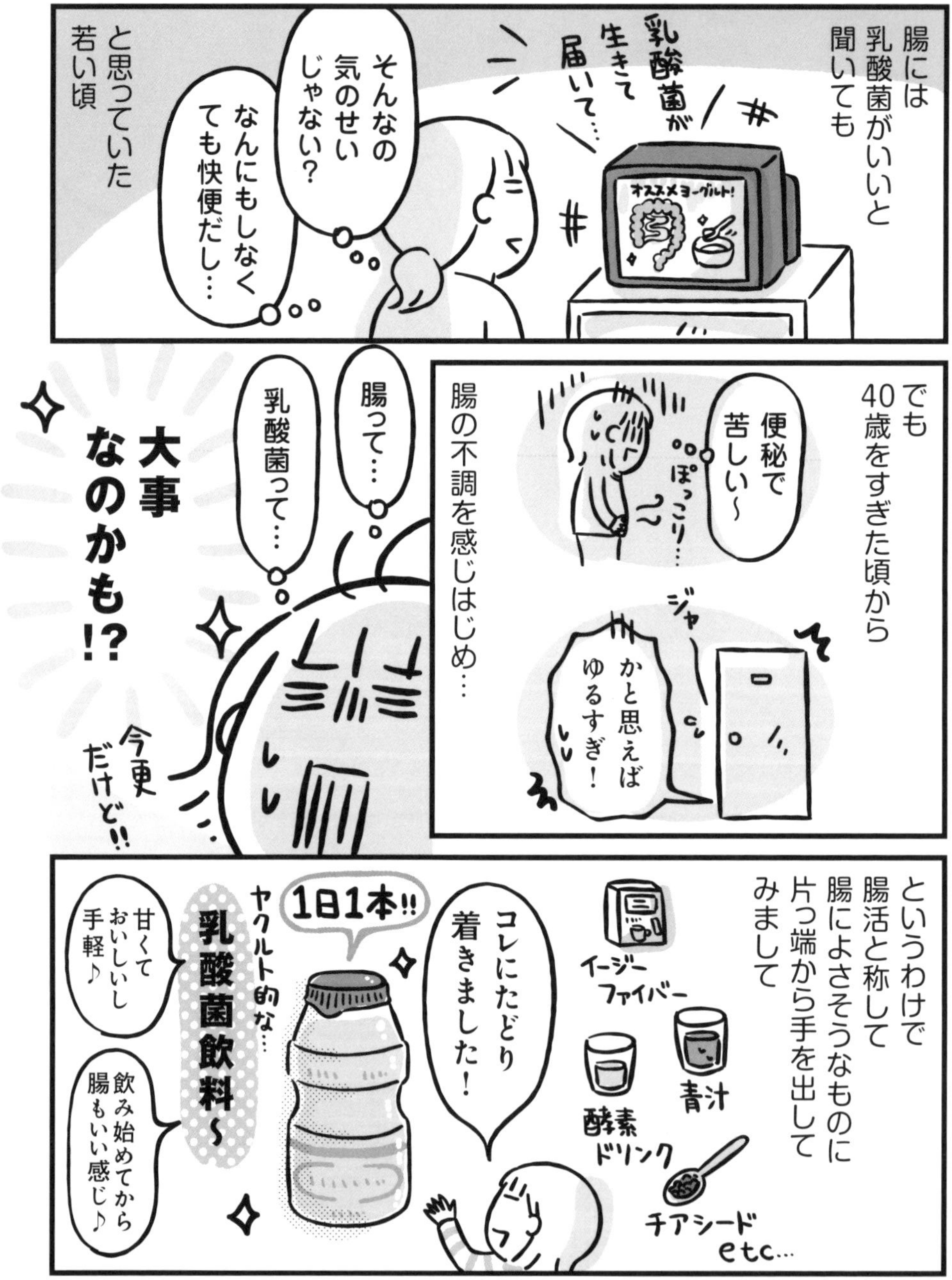

腸には乳酸菌がいいと聞いても
乳酸菌が生きて届いて…
オススメヨーグルト!
そんなの気のせいじゃない?
なんにもしなくても快便だし…
と思っていた若い頃
でも40歳をすぎた頃から
便秘で苦しい~
ぽっこり…
ジャー
かと思えばゆるすぎ!
腸の不調を感じはじめ…
腸って……
乳酸菌って……
大事なのかも!?
今更だけど!!
というわけで腸活と称して腸によさそうなものに片っ端から手を出してみまして
イージーファイバー
青汁
酵素ドリンク
チアシード
etc…
コレにたどり着きました!
1日1本!!
ヤクルト的な…
乳酸菌飲料~
甘くておいしいし手軽♪
飲み始めてから腸もいい感じ♪

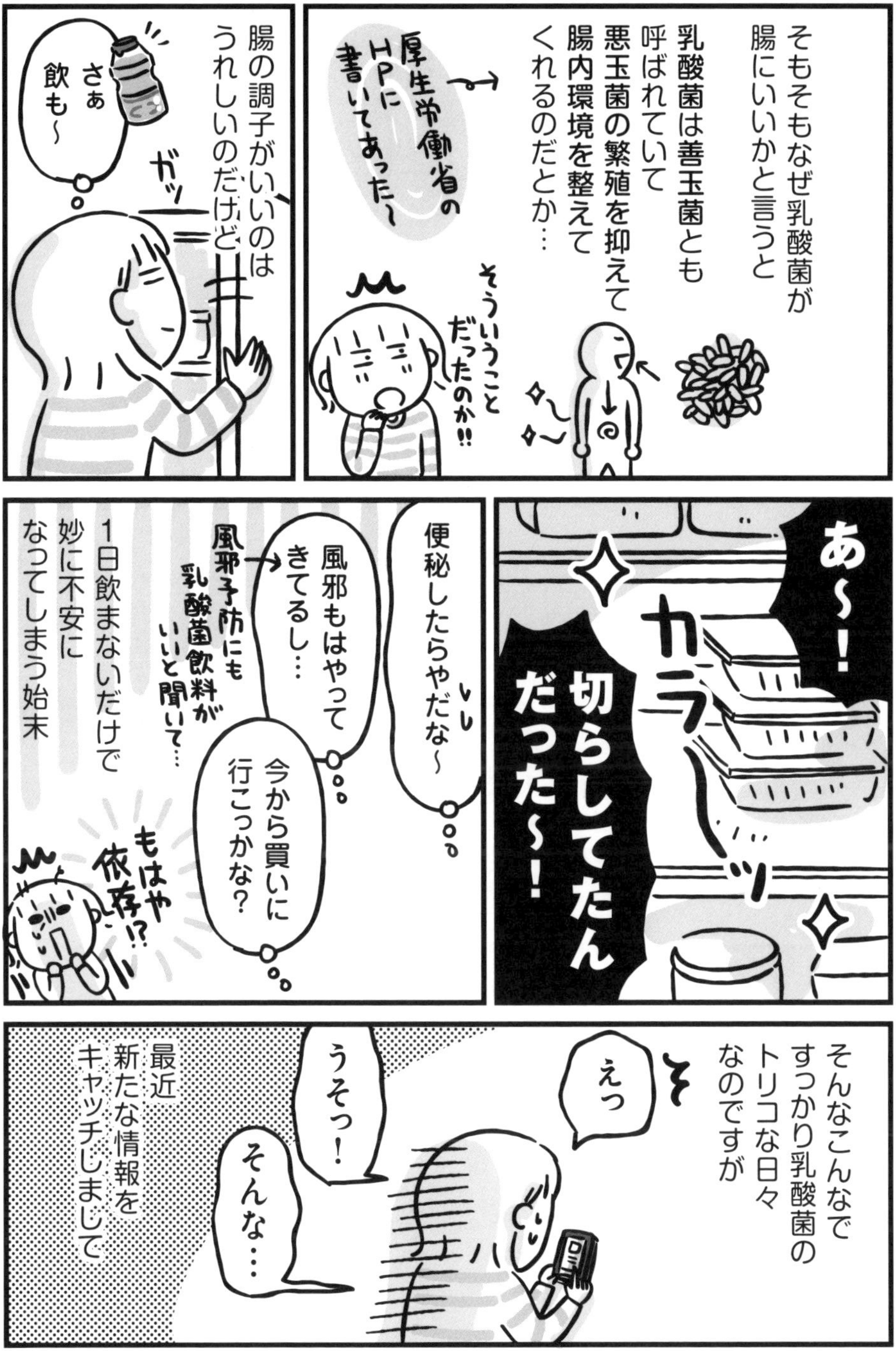
そもそもなぜ乳酸菌が腸にいいかと言うと
乳酸菌は善玉菌とも呼ばれていて悪玉菌の繁殖を抑えて腸内環境を整えてくれるのだとか…
厚生労働省のHPに書いてあった~
そういうことだったのか!!
腸の調子がいいのはうれしいのだけど
ガッ
さぁ飲も~
あ~!
カラ~ッ
切らしてたんだった~!
便秘したらやだな~
風邪もはやってきてるし…
風邪予防にも乳酸菌飲料がいいと聞いて…
今から買いに行こっかな?
1日飲まないだけで妙に不安になってしまう始末
もはや依存!?
そんなこんなですっかり乳酸菌のトリコな日々なのですが
えっ
うそっ!
そんな…
最近新たな情報をキャッチしまして

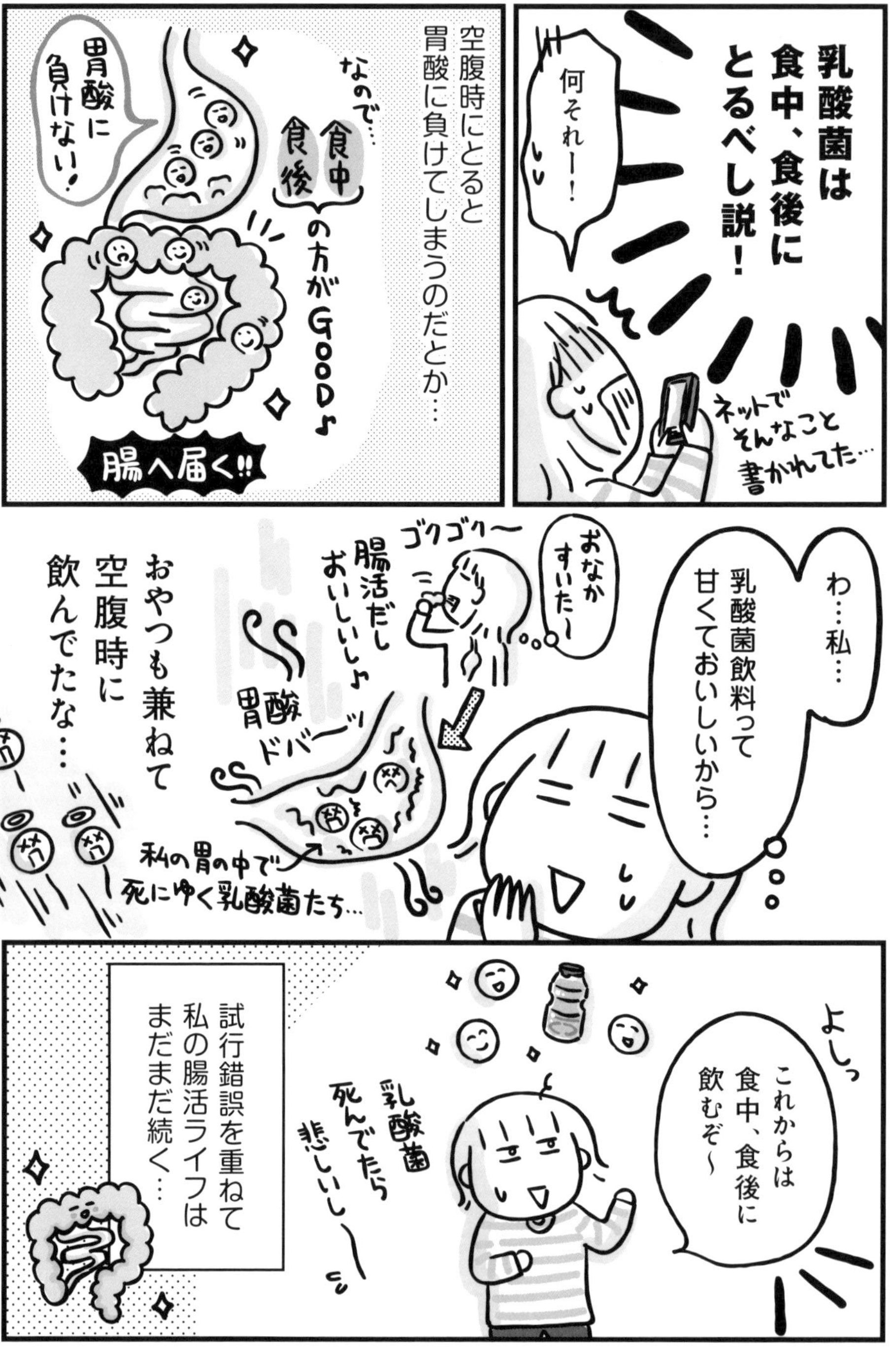
乳酸菌は食中、食後にとるべし説！
何それー！
ネットでそんなこと書かれてた…
空腹時にとると胃酸に負けてしまうのだとか…
なので…
食中
食後
の方がGOOD♪
胃酸に負けない！
腸へ届く!!
わ…私…
乳酸菌飲料って甘くておいしいから…
おなかすいた〜
ゴクゴク〜
腸活だしおいしいし♪
胃酸ドバーッ
おやつも兼ねて空腹時に飲んでたな…
私の胃の中で死にゆく乳酸菌たち…
よしっ
これからは食中、食後に飲むぞ〜
乳酸菌死んでたら悲しいし〜
試行錯誤を重ねて私の腸活ライフはまだまだ続く…

食生活を見直そう

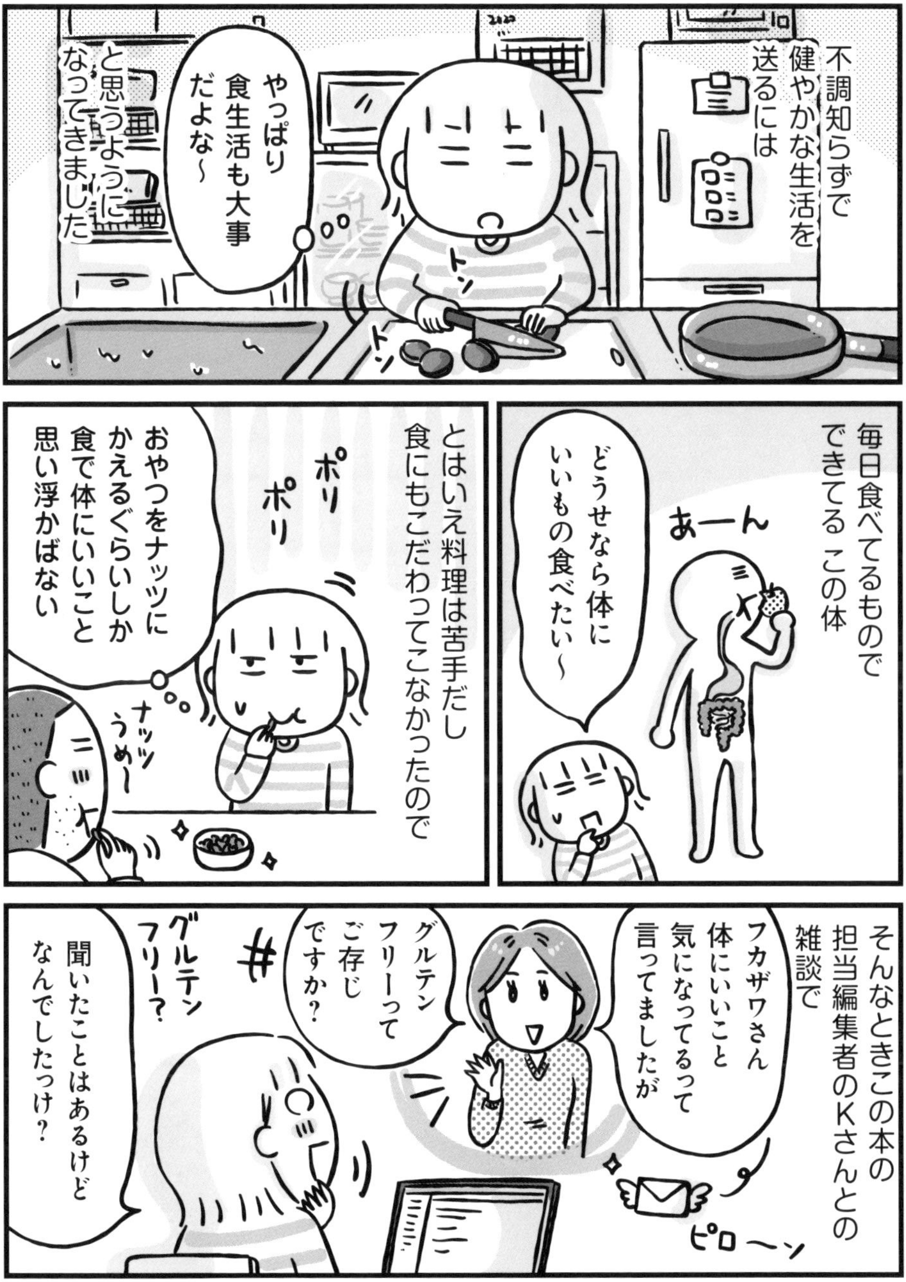
不調知らずで健やかな生活を送るには
やっぱり食生活も大事だよな〜
と思うようになってきました
トン
トン
毎日食べてるものでできてる この体
あーん
どうせなら体にいいもの食べたい〜
とはいえ料理は苦手だし食にもこだわってこなかったので
ポリ
ポリ
おやつをナッツにかえるぐらいしか食で体にいいこと思い浮かばない
ナッツうめ〜
そんなときこの本の担当編集者のKさんとの雑談で
ピロ〜ン
フカザワさん体にいいこと気になってるって言ってましたが
グルテンフリーってご存じですか？
グルテンフリー？
聞いたことはあるけどなんでしたっけ？

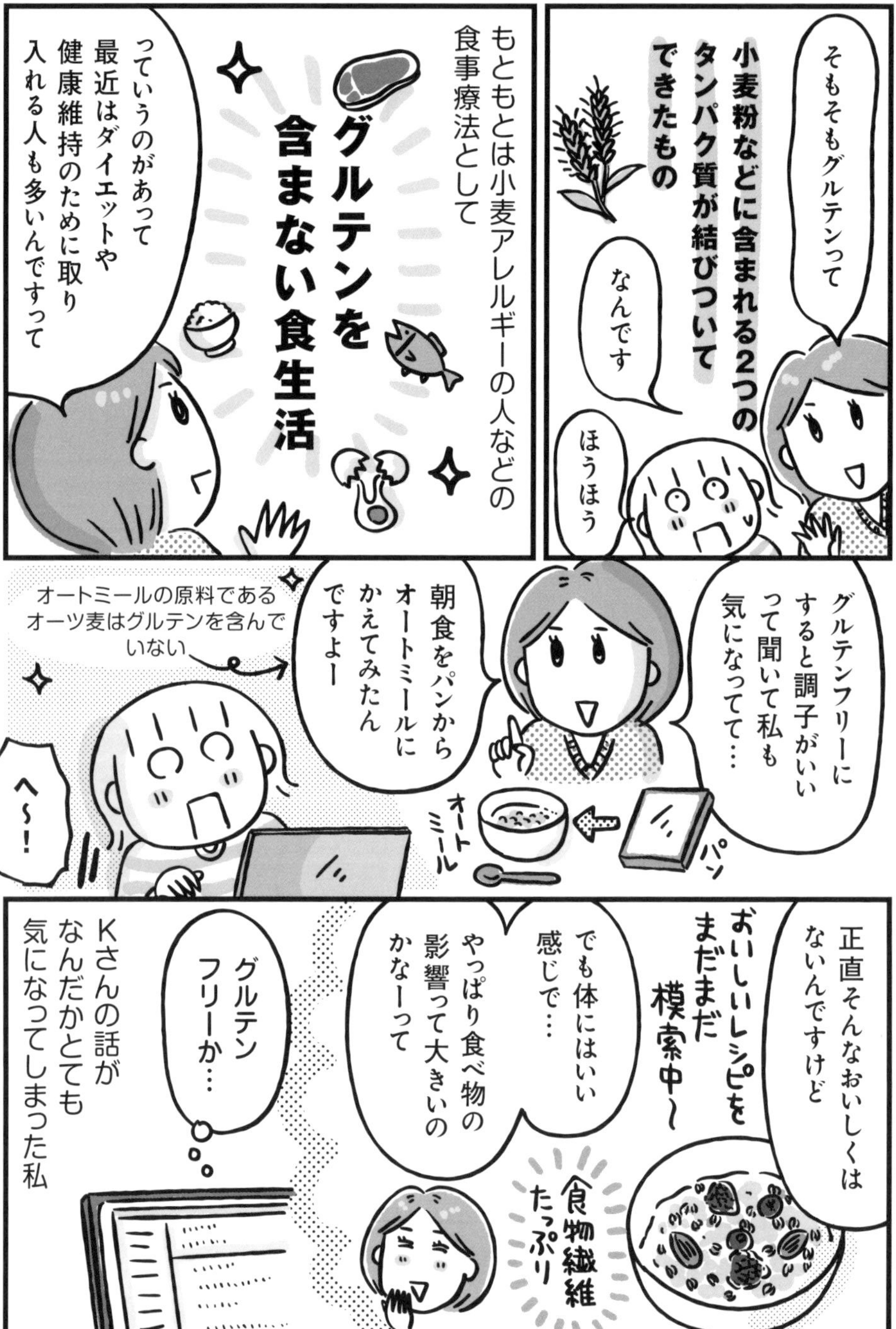

そもそもグルテンって
小麦粉などに含まれる2つのタンパク質が結びついてできたもの
なんです
ほうほう
もともとは小麦アレルギーの人などの食事療法として
グルテンを含まない食生活
っていうのがあって最近はダイエットや健康維持のために取り入れる人も多いんですって
グルテンフリーにすると調子がいいって聞いて私も気になってて…
朝食をパンからオートミールにかえてみたんですよー
パン
オートミール
オートミールの原料であるオーツ麦はグルテンを含んでいない
へ〜！
正直そんなおいしくはないんですけど
おいしいレシピをまだまだ模索中〜
食物繊維たっぷり
でも体にはいい感じで…
やっぱり食べ物の影響って大きいのかなーって
グルテンフリーか…
Kさんの話がなんだかとても気になってしまった私

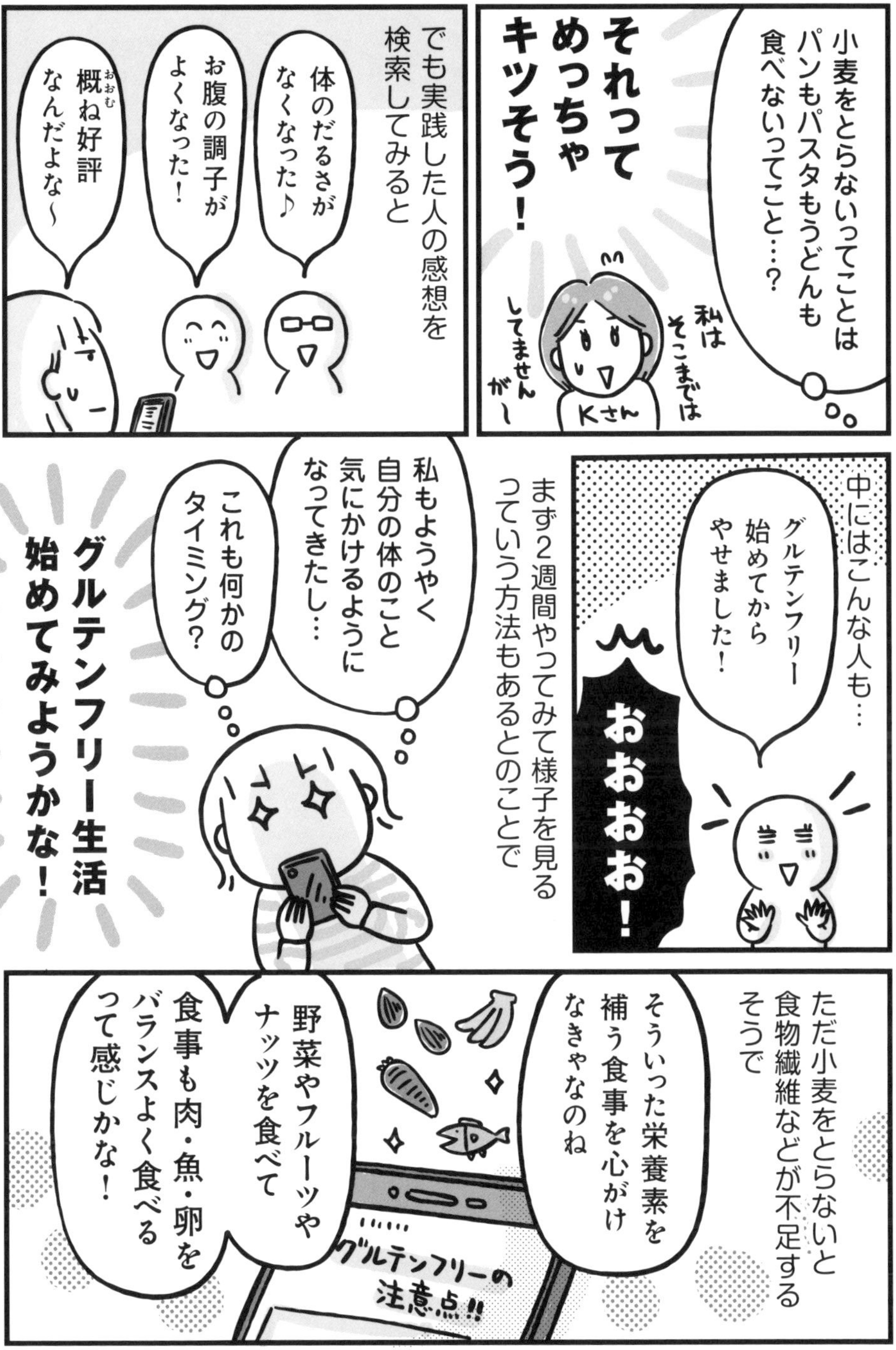
小麦をとらないってことはパンもパスタもうどんも食べないってこと…?
それってめっちゃキツそう!
私はそこまではしてませんが〜
Kさん
でも実践した人の感想を検索してみると
体のだるさがなくなった♪
お腹の調子がよくなった!
概《おおむ》ね好評なんだよな〜
中にはこんな人も…
グルテンフリー始めてからやせました!
おおおお!
まず2週間やってみて様子を見るっていう方法もあるとのことで
私もようやく自分の体のこと気にかけるようになってきたし…
これも何かのタイミング?
グルテンフリー生活始めてみようかな!
ただ小麦をとらないと食物繊維などが不足するそうで
そういった栄養素を補う食事を心がけなきゃなのね
野菜やフルーツやナッツを食べて
食事も肉・魚・卵をバランスよく食べるって感じかな!
グルテンフリーの注意点!!

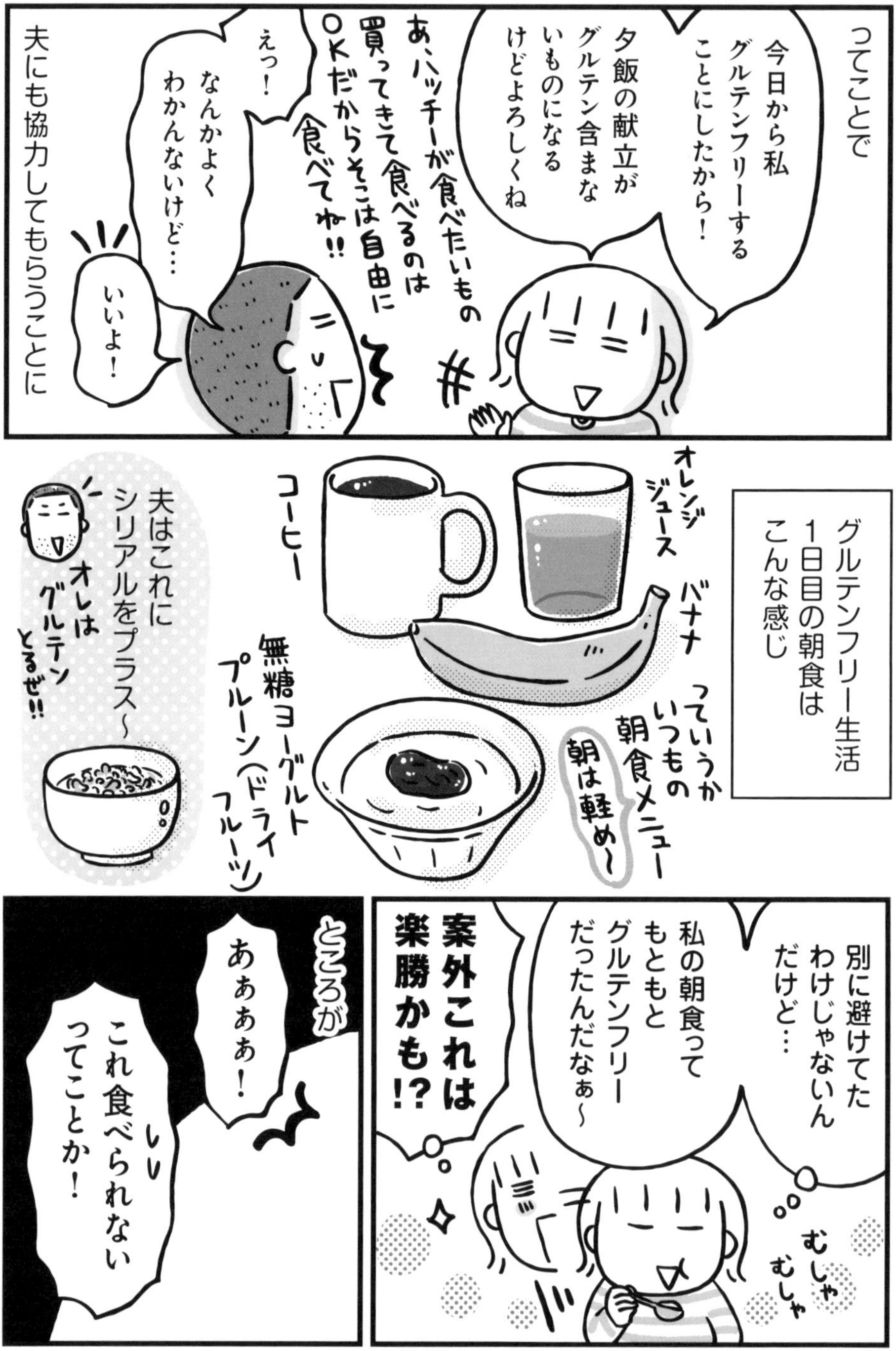
ってことで
今日から私 グルテンフリーする ことにしたから！
夕飯の献立が グルテン含まな いものになる けどよろしくね
あ、ハッチーが食べたいもの 買ってきて食べるのは自由に OKだからそこは食べてね!!
えっ！
なんかよく わかんないけど…
いいよ！
夫にも協力してもらうことに
グルテンフリー生活 1日目の朝食は こんな感じ
オレンジ ジュース
コーヒー
バナナ
っていうか いつもの 朝食メニュー
朝は軽め～
無糖ヨーグルト プルーン（ドライ フルーツ）
夫はこれに シリアルをプラス～
オレは グルテン とるぜ!!
別に避けてた わけじゃないん だけど…
私の朝食って もともと グルテンフリー だったんだなぁ～
案外これは 楽勝かも!?
むしゃ むしゃ
ところが
あぁぁぁ！
これ食べられない ってことか！

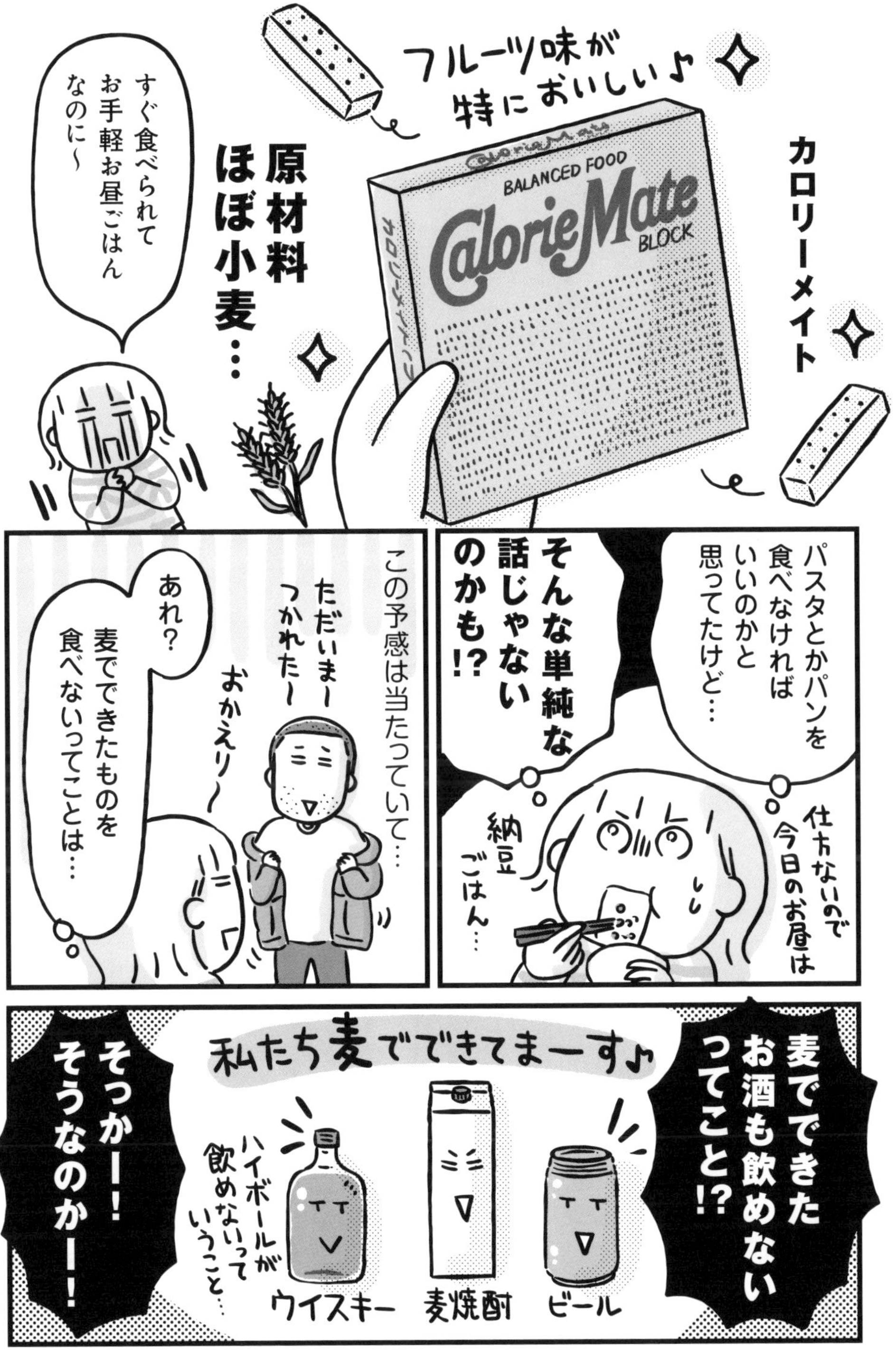
カロリーメイト
フルーツ味が特においしい♪
BALANCED FOOD
CalorieMate
BLOCK
原材料ほぼ小麦…
すぐ食べられてお手軽お昼ごはんなのに〜
パスタとかパンを食べなければいいのかと思ってたけど…
そんな単純な話じゃないのかも!?
仕方ないので今日のお昼は
納豆ごはん…
この予感は当たっていて…
ただいま〜つかれた〜
おかえり〜
あれ?
麦でできたものを食べないってことは…
麦でできたお酒も飲めないってこと!?
私たち麦でできてまーす♪
ビール
麦焼酎
ウイスキー
ハイボールが飲めないっていうこと…
そっかー!
そうなのかー!!

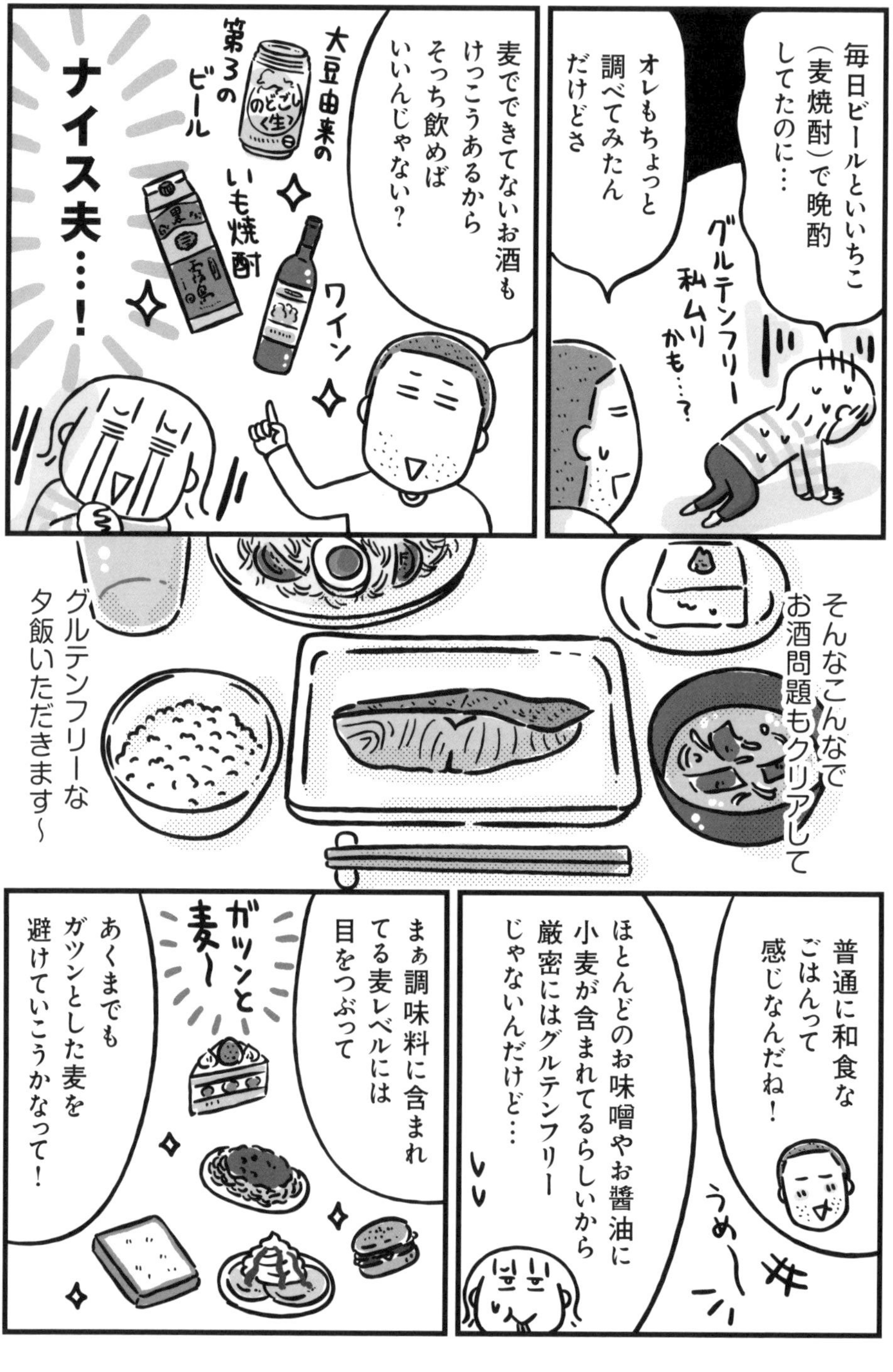
毎日ビールといいちこ（麦焼酎）で晩酌してたのに…
グルテンフリー私ムリかも…？
オレもちょっと調べてみたんだけどさ
麦でできてないお酒もけっこうあるからそっち飲めばいいんじゃない？
大豆由来の第3のビール
のどごし〈生〉
いも焼酎
ワイン
ナイス夫…！
そんなこんなでお酒問題もクリアして
グルテンフリーな夕飯いただきます〜
普通に和食なごはんって感じなんだね！
うめ〜
ほとんどのお味噌やお醤油に小麦が含まれてるらしいから厳密にはグルテンフリーじゃないんだけど…
まぁ調味料に含まれてる麦レベルには目をつぶって
ガツンと麦〜
あくまでもガツンとした麦を避けていこうかなって！

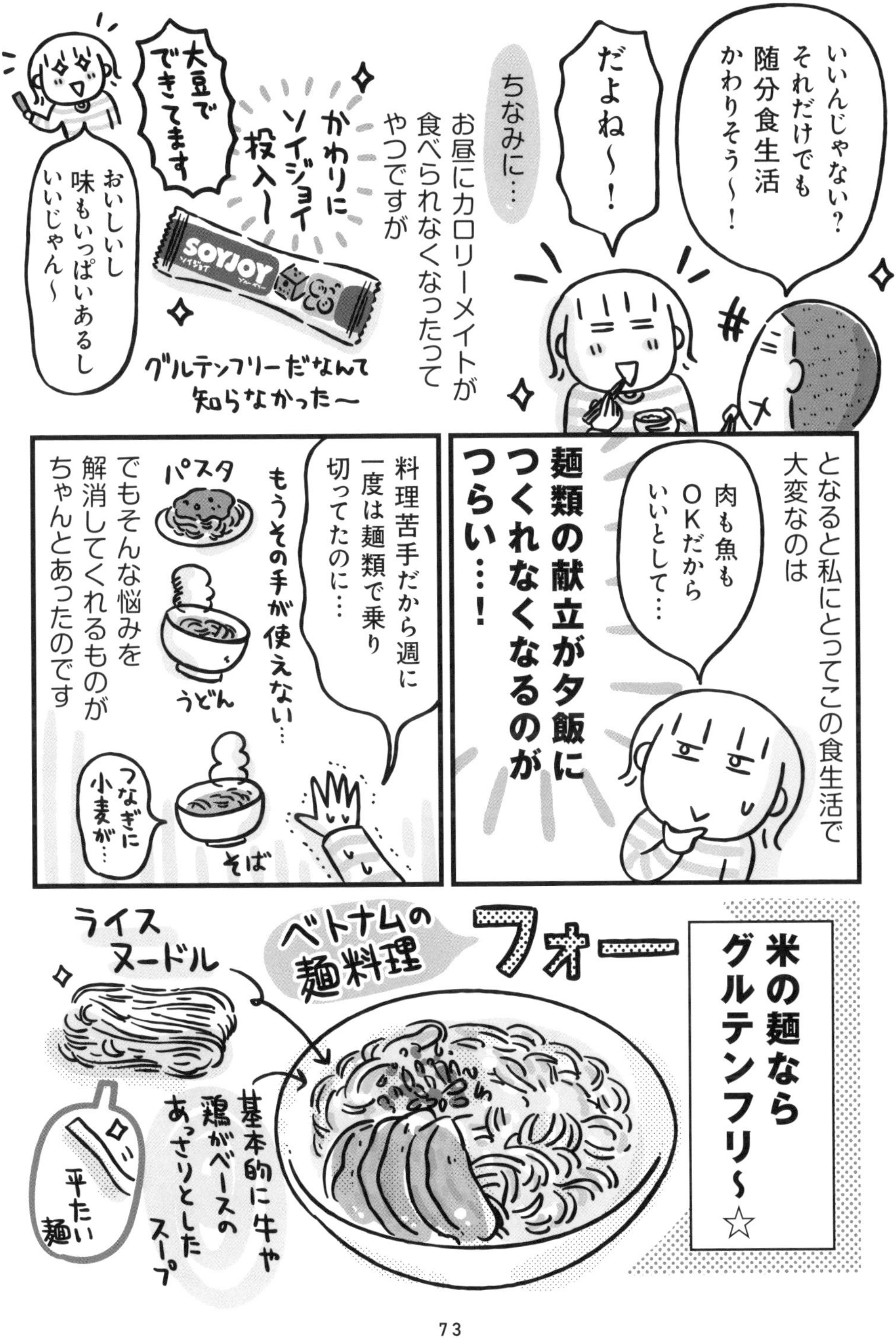

いいんじゃない？ それだけでも 随分食生活 かわりそう〜！
だよね〜〜！
ちなみに…
お昼にカロリーメイトが 食べられなくなったって やつですが
かわりに ソイジョイ 投入〜
大豆で できてます
SOYJOY
おいしいし 味もいっぱいあるし いいじゃん〜
グルテンフリーだなんて 知らなかった〜
となると私にとってこの食生活で 大変なのは
肉も魚も OKだから いいとして…
麺類の献立が夕飯に つくれなくなるのが つらい…！
料理苦手だから週に 一度は麺類で乗り 切ってたのに…
もうその手が使えない…
パスタ
うどん
そば
つなぎに 小麦が…
でもそんな悩みを 解消してくれるものが ちゃんとあったのです
米の麺なら グルテンフリ〜☆
フォー
ベトナムの 麺料理
ライス ヌードル
基本的に牛や 鶏がベースの あっさりとした スープ
平たい麺

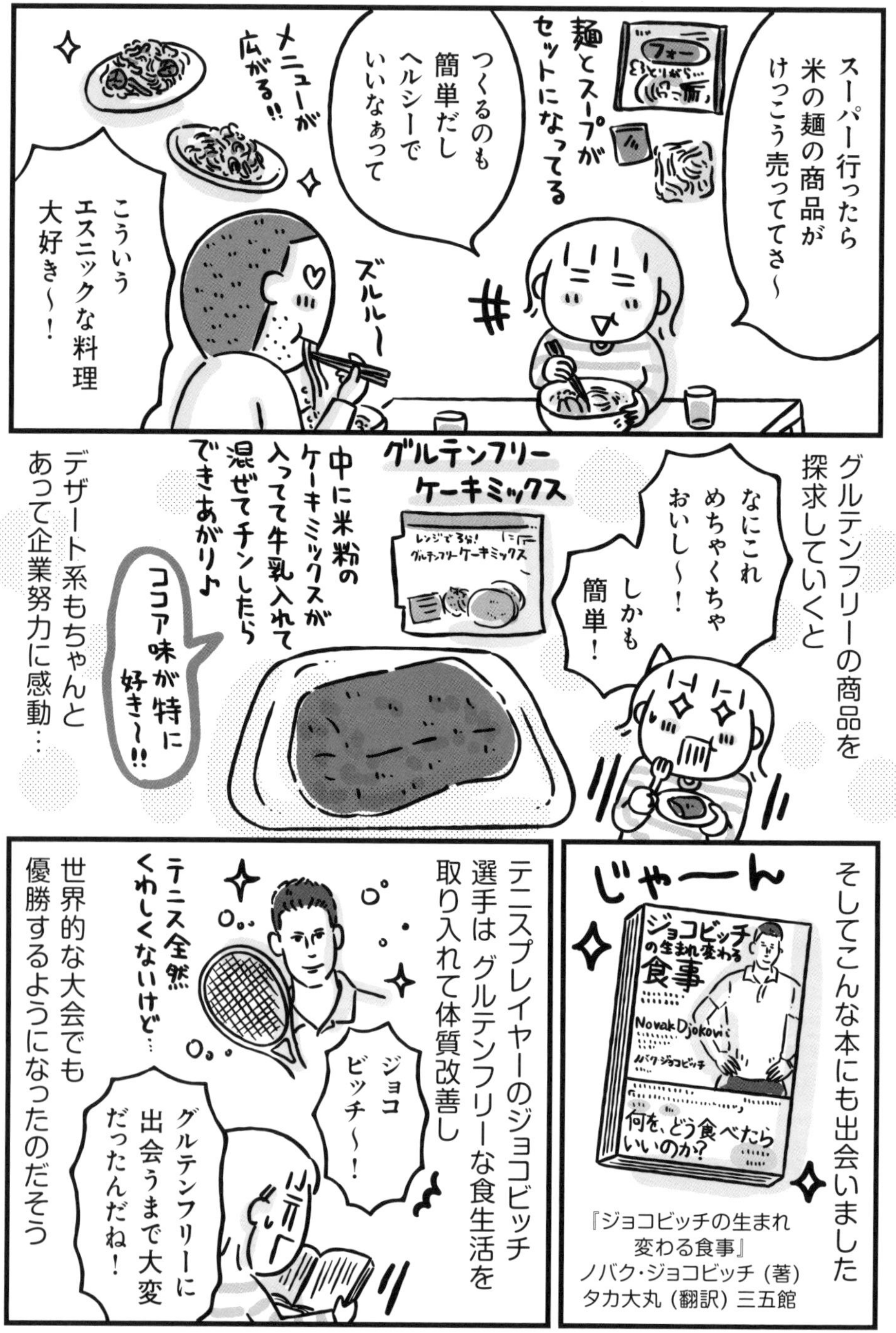
スーパー行ったら米の麺の商品がけっこう売っててさ～
フォー
麺とスープがセットになってる
つくるのも簡単だしヘルシーでいいなぁって
メニューが広がる!!
ズルル～
こういうエスニックな料理大好き～!
グルテンフリーの商品を探求していくと
なにこれめちゃくちゃおいし～!
しかも簡単!
グルテンフリーケーキミックス
グルテンフリーケーキミックス
中に米粉のケーキミックスが入ってて牛乳入れて混ぜてチンしたらできあがり♪
ココア味が特に好き～!!
デザート系もちゃんとあって企業努力に感動…
そしてこんな本にも出会いました
じゃーん
ジョコビッチの生まれ変わる食事
Novak Djokovic
ノバク・ジョコビッチ
何を、どう食べたらいいのか?
『ジョコビッチの生まれ変わる食事』
ノバク・ジョコビッチ（著）
タカ大丸（翻訳）三五館
テニスプレイヤーのジョコビッチ選手は グルテンフリーな食生活を取り入れて体質改善し
ジョコビッチ～!
テニス全然くわしくないけど…
グルテンフリーに出会うまで大変だったんだね!
世界的な大会でも優勝するようになったのだそう

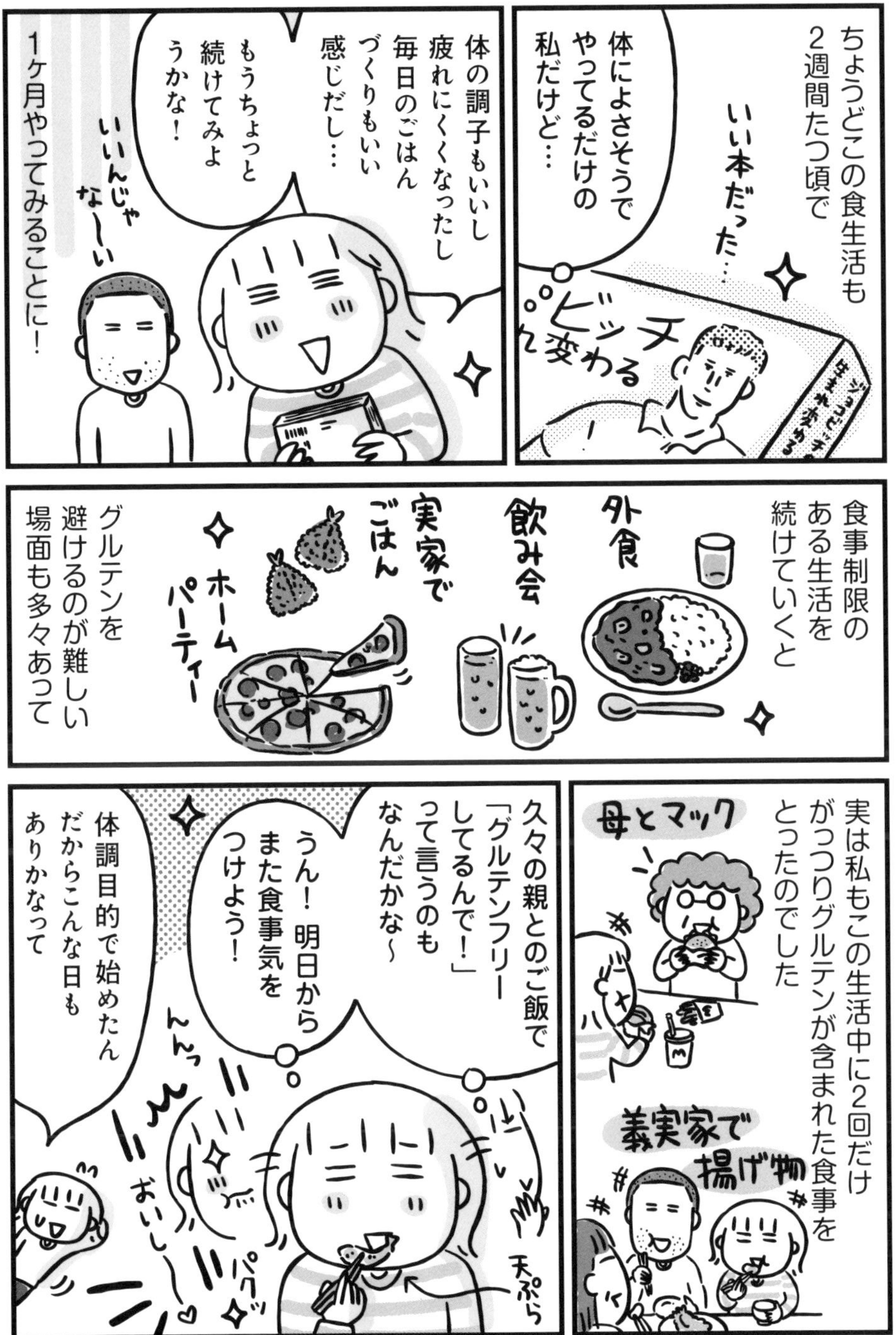
ちょうどこの食生活も2週間たつ頃で
体によさそうでやってるだけの私だけど…
いい本だった…
体の調子もいいし疲れにくくなったし毎日のごはんづくりもいい感じだし…
もうちょっと続けてみようかな！
いいんじゃなーい
1ケ月やってみることに！
食事制限のある生活を続けていくと
外食
飲み会
実家でごはん
ホームパーティー
グルテンを避けるのが難しい場面も多々あって
実は私もこの生活中に2回だけがっつりグルテンが含まれた食事をとったのでした
母とマック
義実家で揚げ物
久々の親とのご飯で「グルテンフリーしてるんで！」って言うのもなんだかな〜
うん！明日からまた食事気をつけよう！
体調目的で始めたんだからこんな日もありかなって
んんっ
おいし〜♡
パクッ
天ぷら

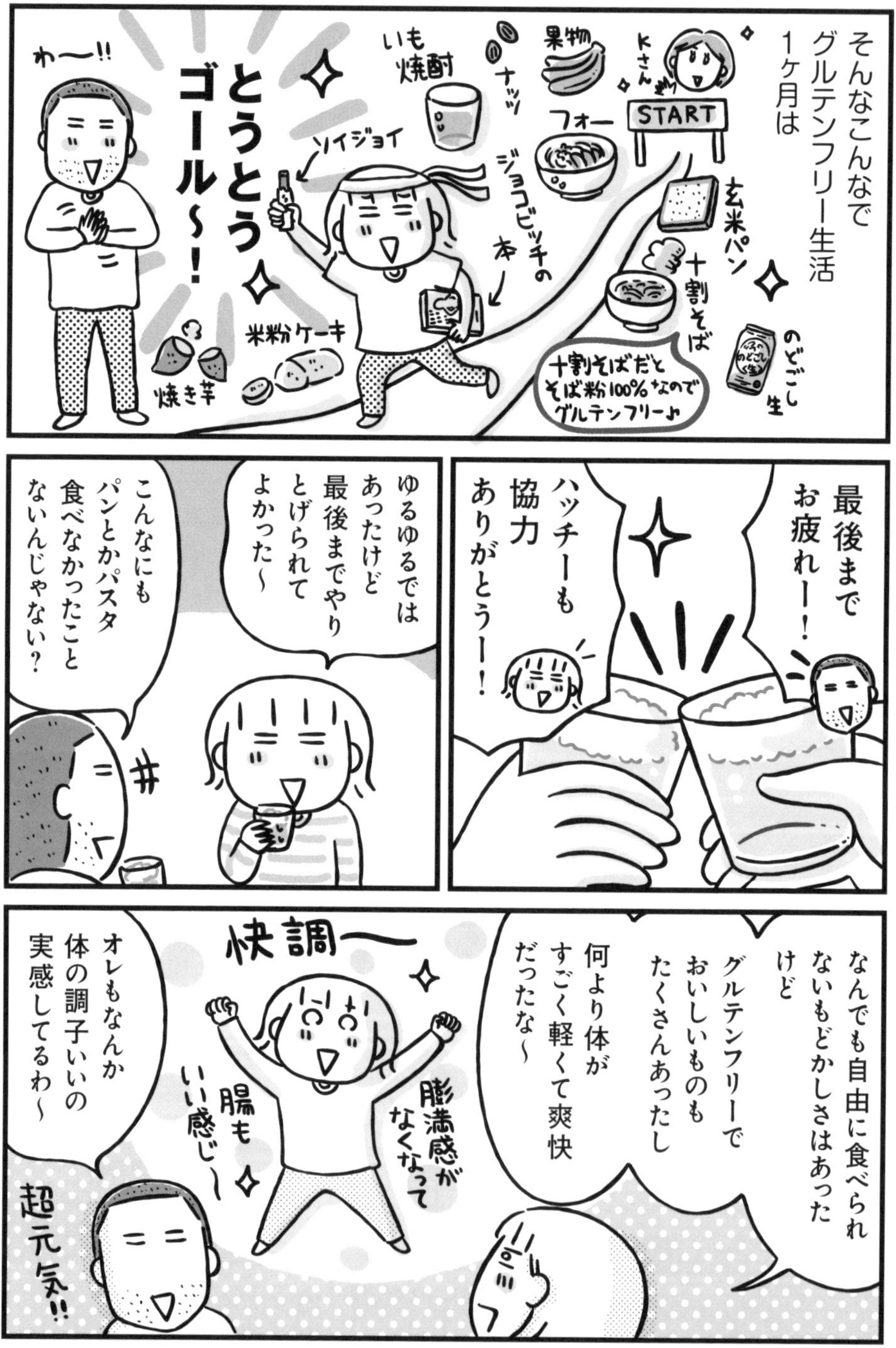

そんなこんなでグルテンフリー生活1ケ月は
Kさん
START
果物
玄米パン
フォー
十割そば
十割そばだとそば粉100%なのでグルテンフリーよ
のどごし生
ナッツ
いも焼酎
ジョコビッチの本
ソイジョイ
とうとうゴール〜!
米粉ケーキ
焼き芋
わ〜!!
最後までお疲れー!
ハッチーも協力ありがとうー!
ゆるゆるではあったけど最後までやりとげられてよかった〜
こんなにもパンとかパスタ食べなかったことないんじゃない?
なんでも自由に食べられないもどかしさはあったけど
グルテンフリーでおいしいものもたくさんあったし
何より体がすごく軽くて爽快だったな〜
快調ーー
膨満感がなくなって
腸もいい感じ〜
オレもなんか体の調子いいの実感してるわ〜
超元気!!

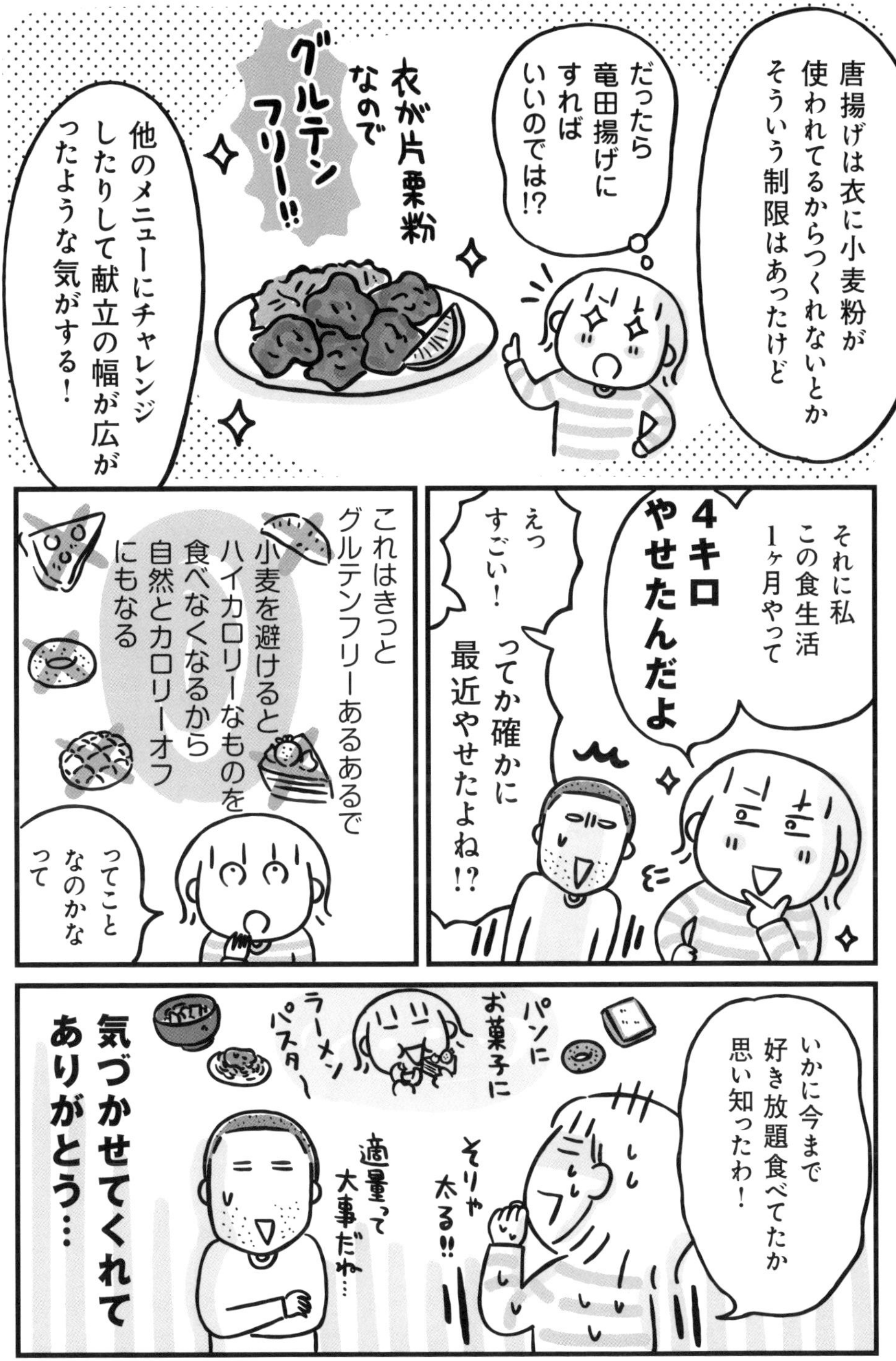

唐揚げは衣に小麦粉が使われてるからつくれないとかそういう制限はあったけど
だったら竜田揚げにすればいいのでは!?
衣が片栗粉なので
グルテンフリー!!
他のメニューにチャレンジしたりして献立の幅が広がったような気がする!
それに私この食生活1ヶ月やって
4キロやせたんだよ
えっすごい!
ってか確かに最近やせたよね!?
これはきっとグルテンフリーあるあるで
小麦を避けるとハイカロリーなものを食べなくなるから自然とカロリーオフにもなる
ってことなのかなって
いかに今まで好き放題食べてたか思い知ったわ!
パンにお菓子に
ラーメンパスタ〜
そりゃ太る!!
適量って大事だね…
気づかせてくれてありがとう…

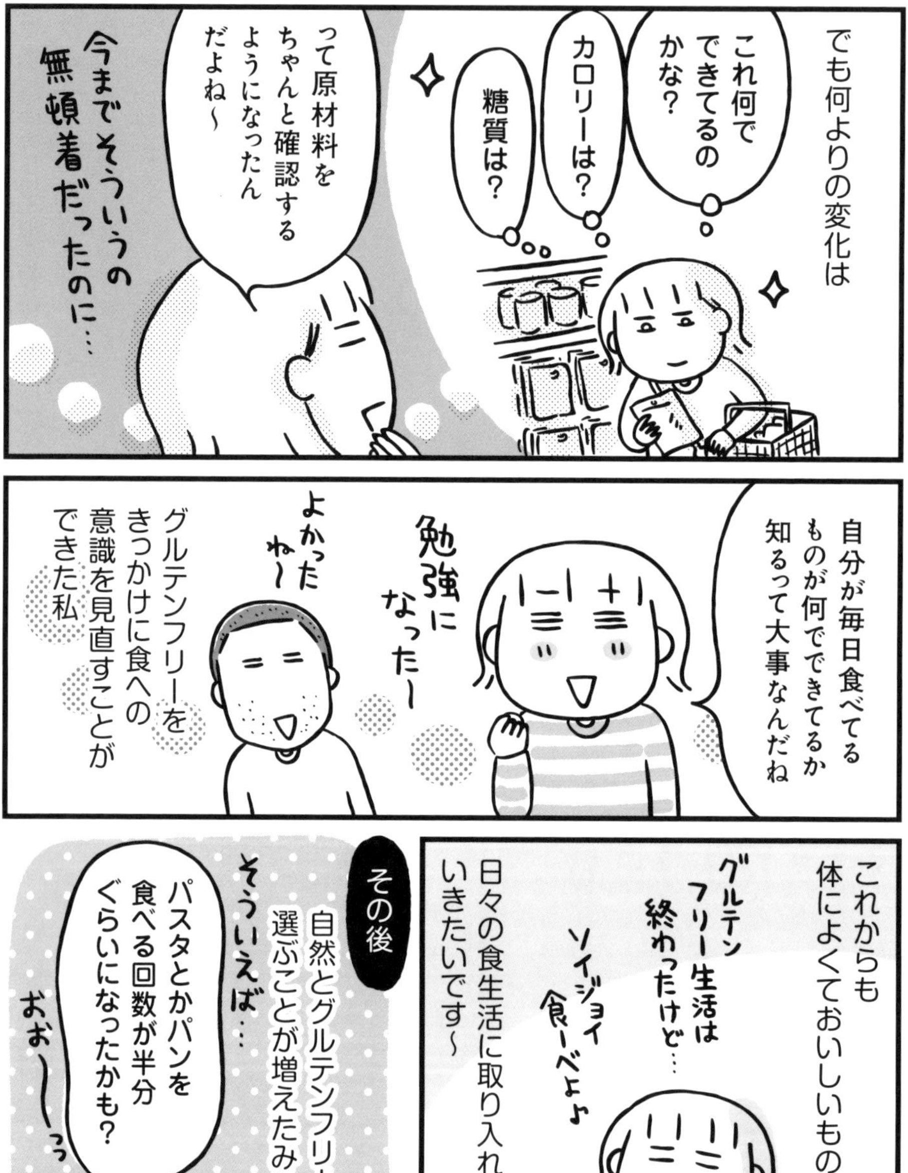
でも何よりの変化は
これ何でできてるのかな?
カロリーは?
糖質は?
って原材料をちゃんと確認するようになったんだよね~
今までそういうの無頓着だったのに…
自分が毎日食べてるものが何でできてるか知るって大事なんだね
勉強になった~
よかったね~
グルテンフリーをきっかけに食への意識を見直すことができた私
これからも体によくておいしいものを
グルテンフリー生活は終わったけど…
ソイジョイ食ーべよ♪
日々の食生活に取り入れていきたいです~
その後
自然とグルテンフリーなものを選ぶことが増えたみたいで
そういえば…
パスタとかパンを食べる回数が半分ぐらいになったかも?
おお~っ

自分の機嫌の取り方

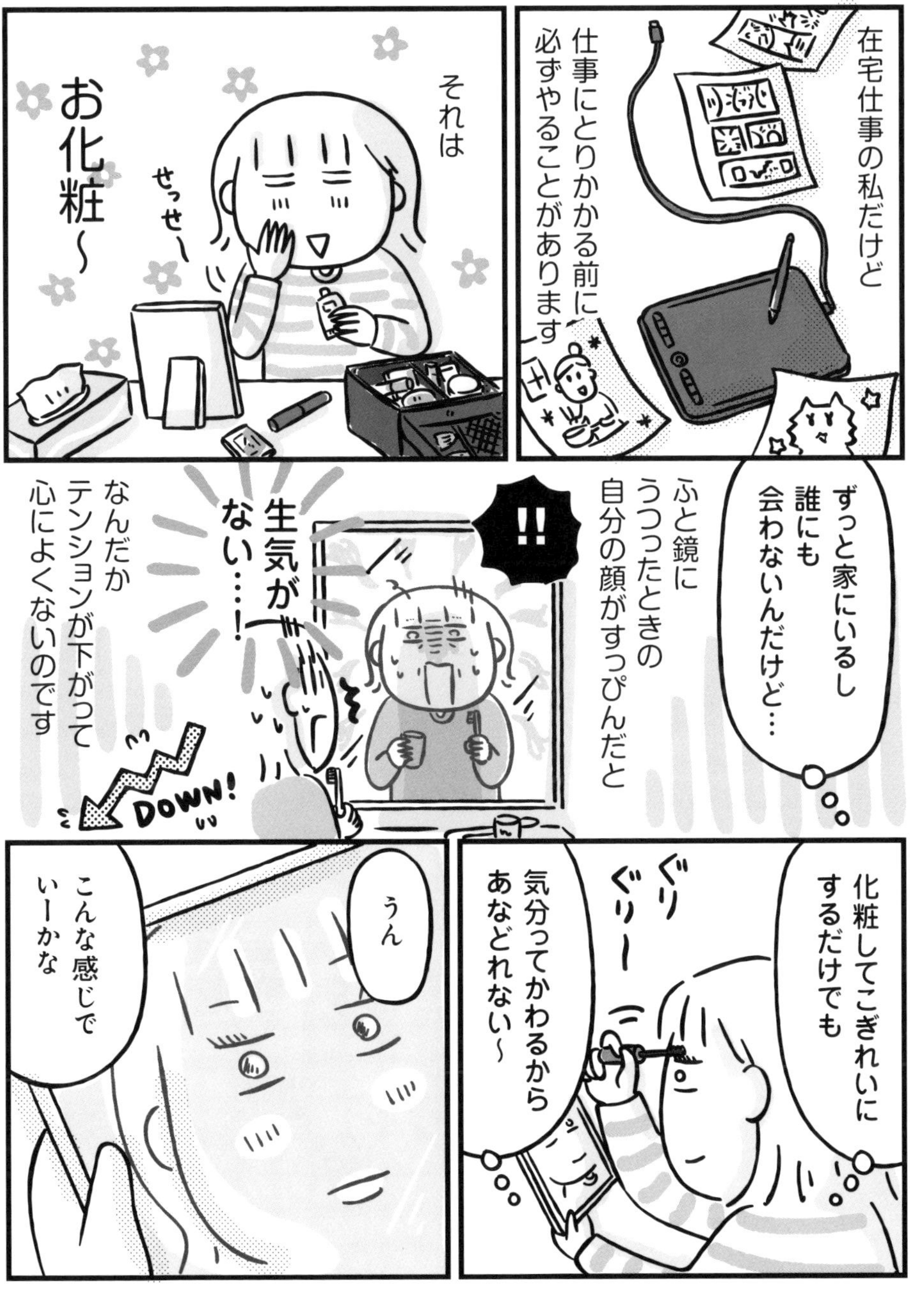

在宅仕事の私だけど
仕事にとりかかる前に必ずやることがあります
それは
せっせ〜
お化粧〜
ずっと家にいるし誰にも会わないんだけど…
!!
ふと鏡にうつったときの自分の顔がすっぴんだと
生気がない…!
なんだかテンションが下がって心によくないのです
DOWN!
化粧してこぎれいにするだけでも
ぐり
ぐりー
気分ってかわるからあなどれない〜
うん
こんな感じでいーかな

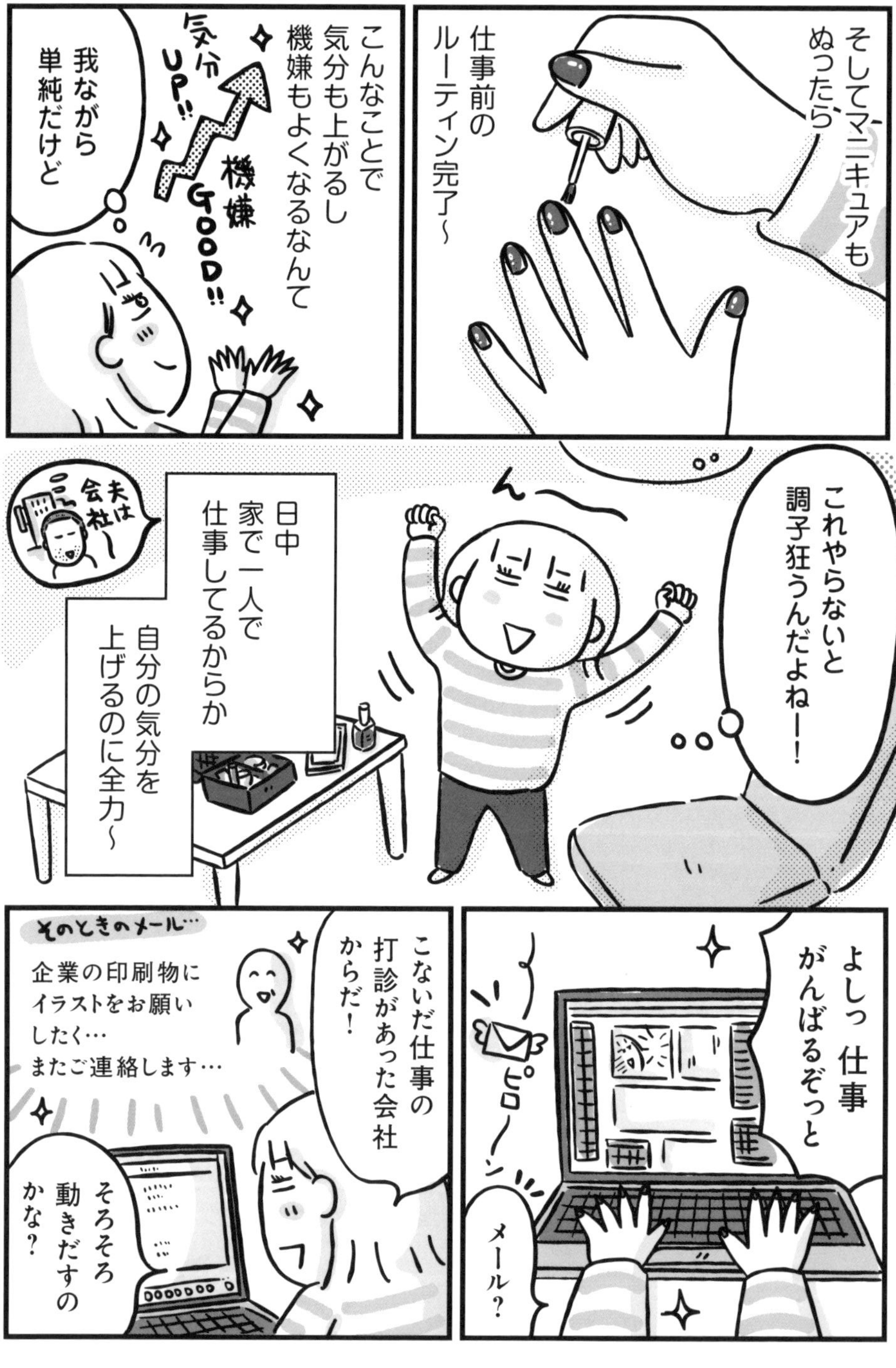
そしてマニキュアもぬったら
仕事前のルーティン完了〜
こんなことで気分も上がるし機嫌もよくなるなんて
気分UP!!
機嫌GOOD!!
我ながら単純だけど
これやらないと調子狂うんだよねーー!
ん〜〜
日中家で一人で仕事してるからか
自分の気分を上げるのに全力〜
夫は会社〜
よしっ 仕事がんばるぞっと
ピローン
メール?
こないだ仕事の打診があった会社からだ!
そのときのメール…
企業の印刷物にイラストをお願いしたく…
またご連絡します…
そろそろ動きだすのかな?

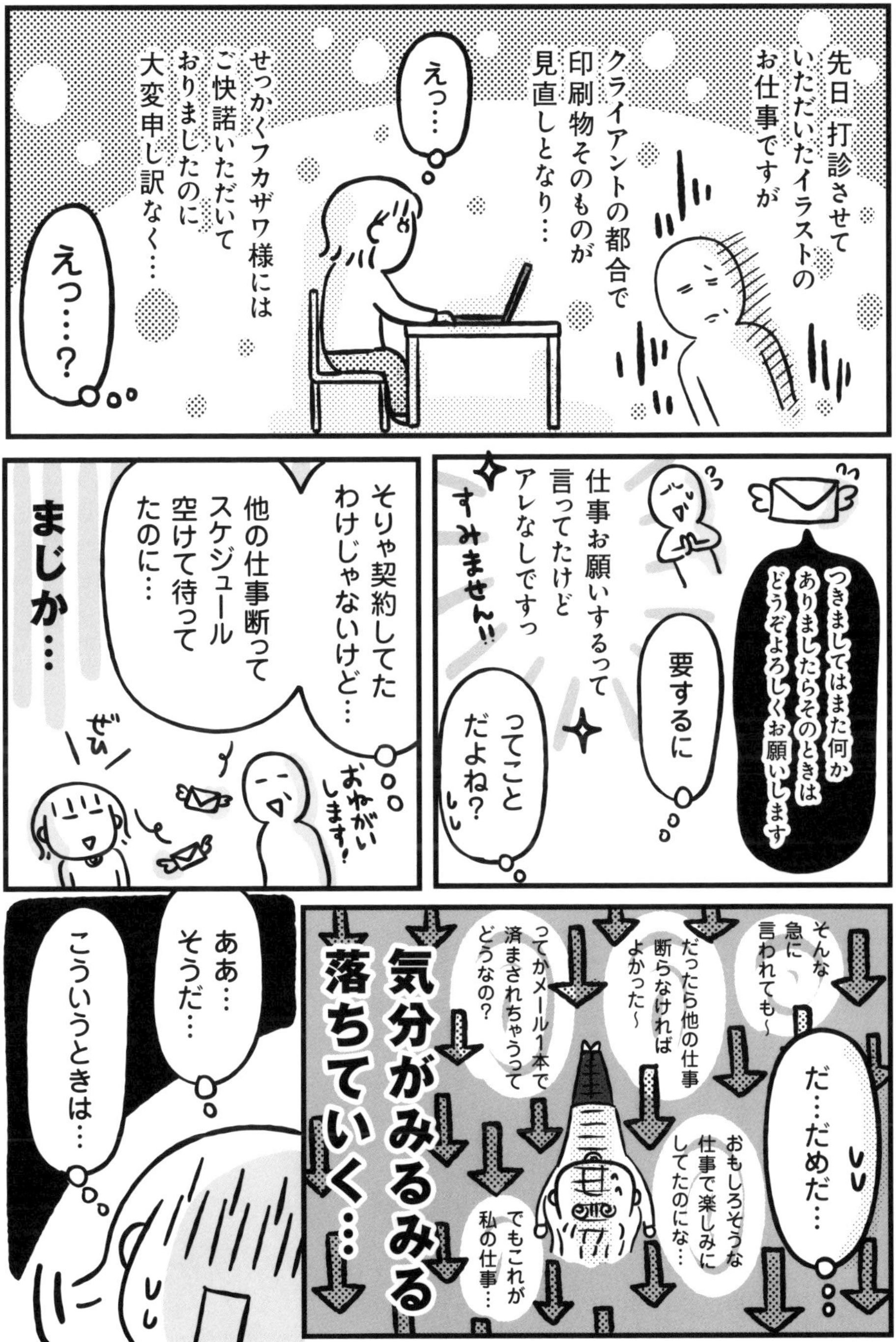
先日 打診させて
いただいたイラストの
お仕事ですが
クライアントの都合で
印刷物そのものが
見直しとなり…
えっ…
せっかくフカザワ様には
ご快諾いただいて
おりましたのに
大変申し訳なく…
えっ…?
つきましてはまた何か
ありましたらそのときは
どうぞよろしくお願いします
要するに
仕事お願いするって
言ってたけど
アレなしですっ
すみません!!
ってこと
だよね?
そりゃ契約してた
わけじゃないけど…
他の仕事断って
スケジュール
空けて待って
たのに…
おねがいします!
ぜひ
まじか…
そんな
急に
言われても~
だったら他の仕事
断らなければ
よかった~
ってかメール1本で
済まされちゃうって
どうなの?
だ…だめだ…
おもしろそうな
仕事で楽しみに
してたのにな…
でもこれが
私の仕事…
気分がみるみる
落ちていく…
ああ…
そうだ…
こういうときは…

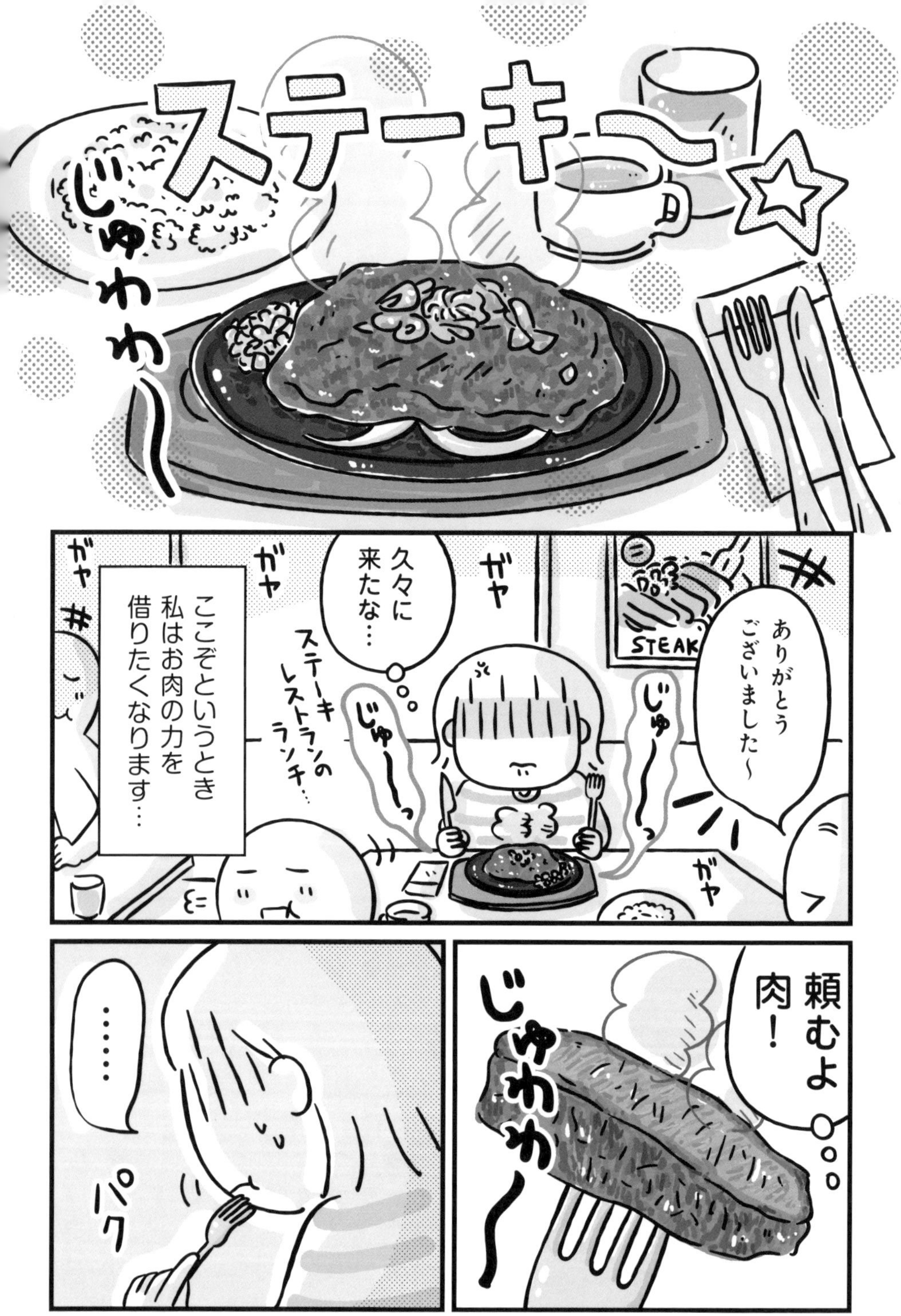
ステーキ〜☆
じゅわわ〜
ありがとうございました〜
じゅ〜〜っ
ガヤ
久々に来たな…
ステーキレストランのランチ…
じゅ〜〜っ
ガヤ
ここぞというとき私はお肉の力を借りたくなります…
ガヤ
ガヤ
頼むよ肉！
じゅわわ〜
……
パク

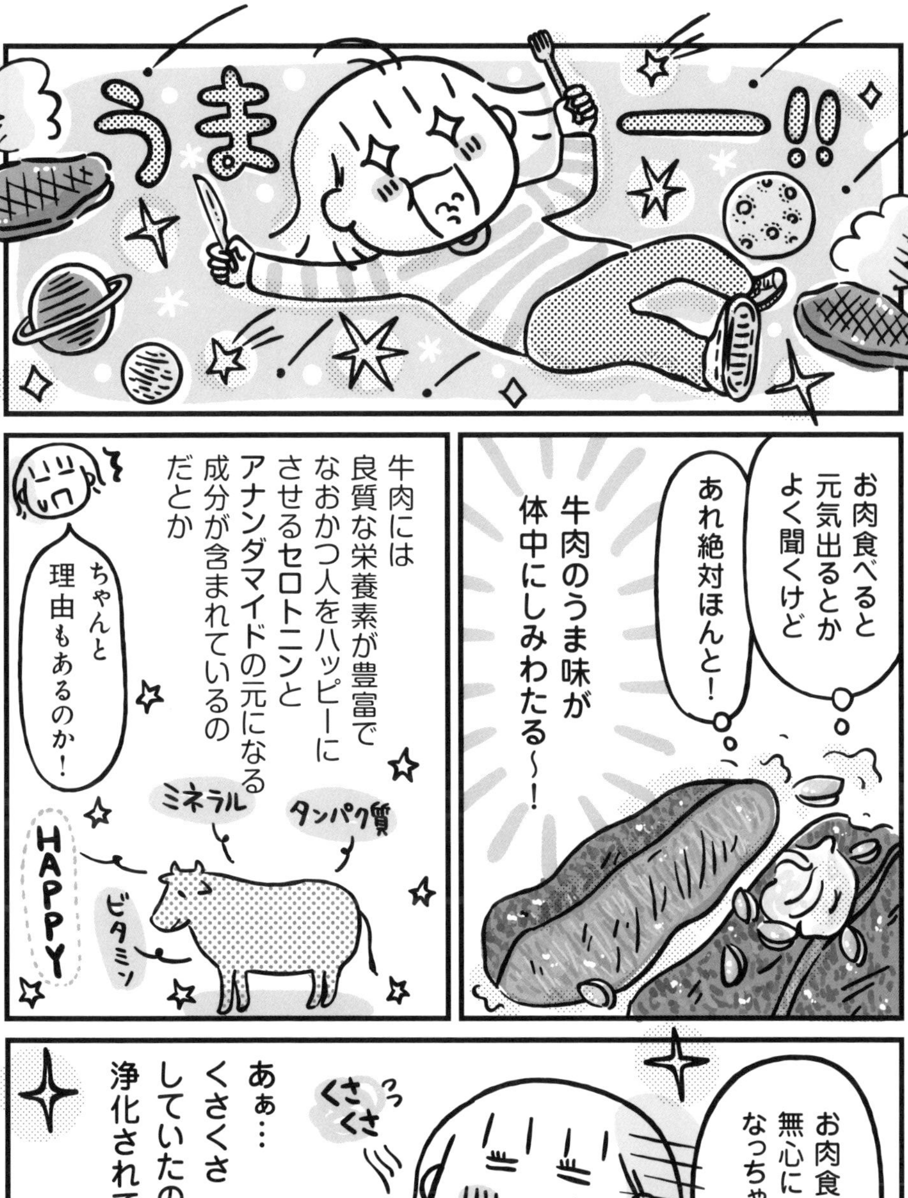
うまーー!!
お肉食べると元気出るとかよく聞くけど
あれ絶対ほんと!
牛肉のうま味が体中にしみわたる〜!
牛肉には良質な栄養素が豊富でなおかつ人をハッピーにさせるセロトニンとアナンダマイドの元になる成分が含まれているのだとか
ちゃんと理由もあるのか!
ミネラル
タンパク質
HAPPY
ビタミン
お肉食べてると無心になっちゃうな…
あぁ…くさくさしていたのが浄化されていく…
くさくさ
くさくさ
くさくさ
くさくさ

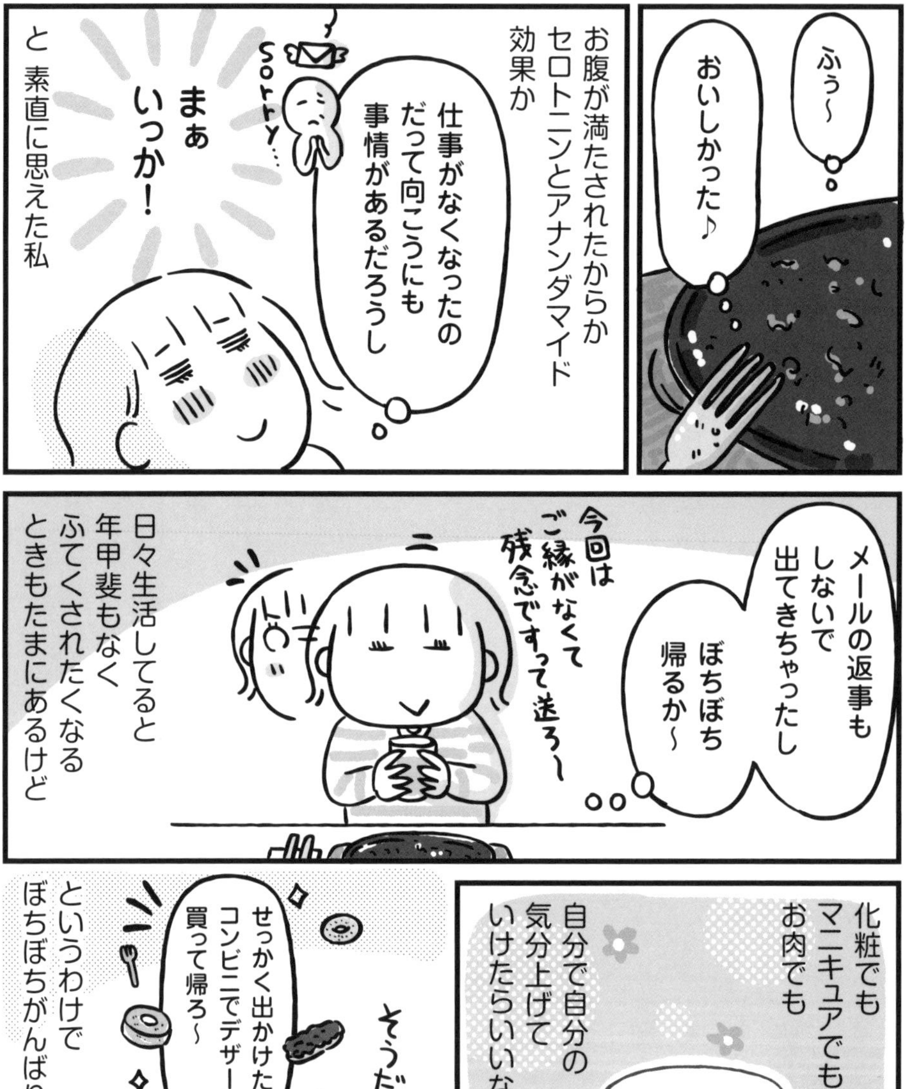
ふぅ～
おいしかった♪
お腹が満たされたからかセロトニンとアナンダマイド効果か
仕事がなくなったのだって向こうにも事情があるだろうし
SORRY…
まぁいっか!
と 素直に思えた私
メールの返事もしないで出てきちゃったし
ぼちぼち帰るか～
今回はご縁がなくて残念ですって送ろ～
日々生活してると年甲斐もなくふてくされたくなるときもたまにあるけど
化粧でもマニキュアでもお肉でも
自分で自分の気分上げていけたらいいな
そうだ!!
せっかく出かけたしコンビニでデザート買って帰ろ～
ゲフー
↑コレも私の気分の上がるコト!
というわけでぼちぼちがんばりまーす

第3章

ココロ

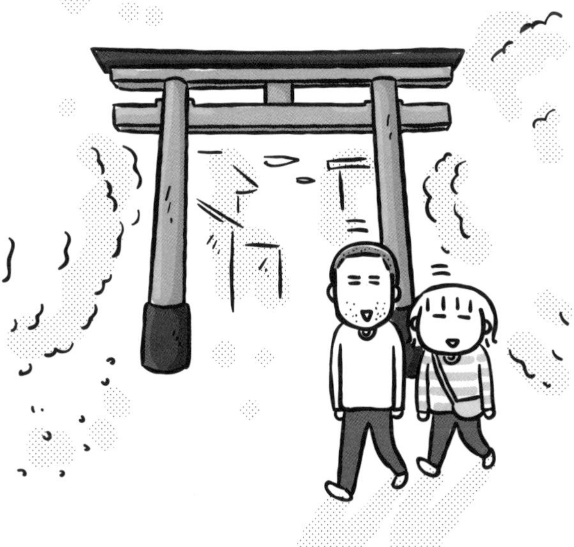

Chapter 3
KOKORO

花のある生活

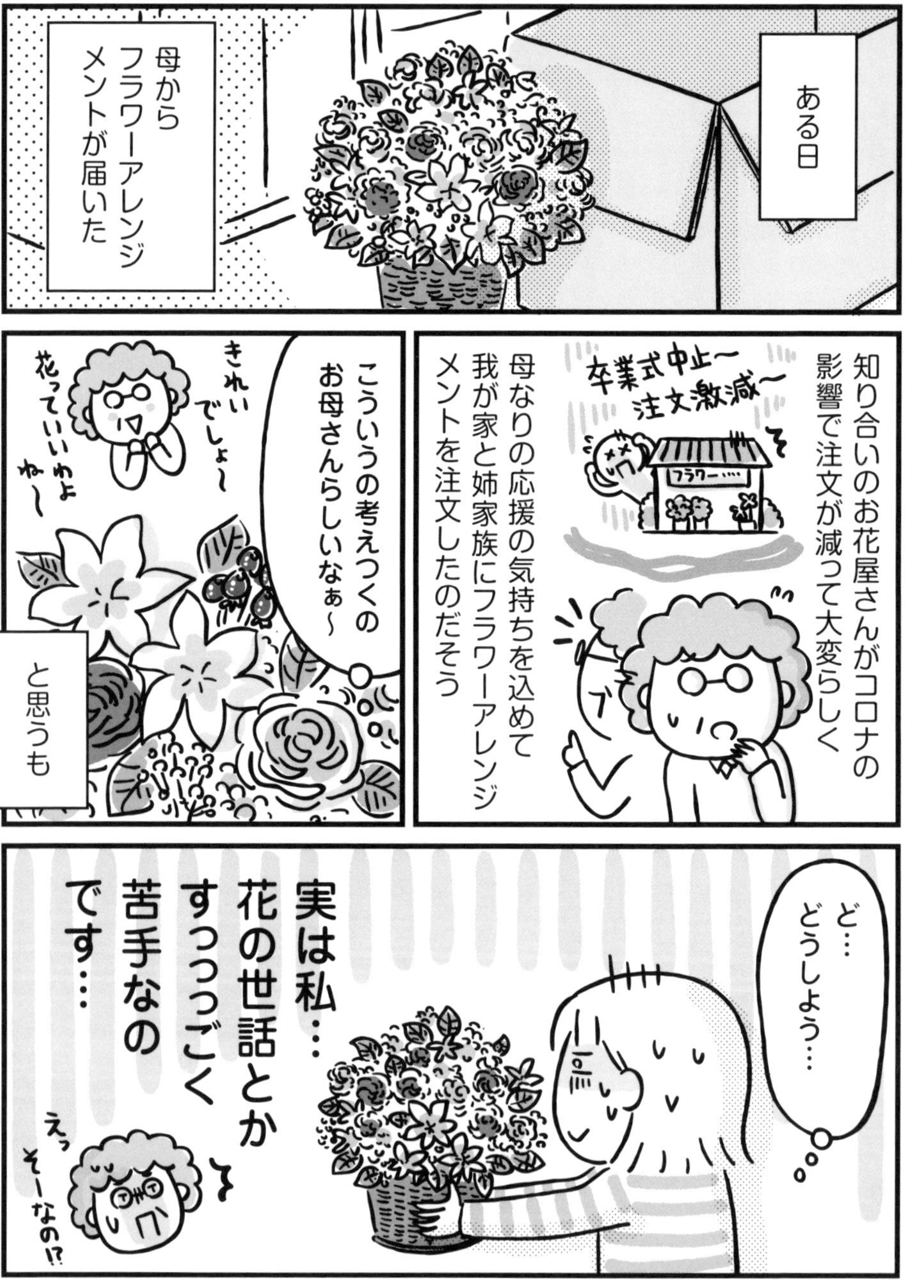

ある日
母からフラワーアレンジメントが届いた
知り合いのお花屋さんがコロナの影響で注文が減って大変らしく
卒業式中止〜
注文激減〜
フラワー…
母なりの応援の気持ちを込めて我が家と姉家族にフラワーアレンジメントを注文したのだそう
こういうの考えつくのお母さんらしいなぁ〜
きれいでしょ〜
花っていいわよね〜
と思うも
ど…どうしよう…
実は私…花の世話とかすっっっごく苦手なのです…
えっ
そーなの!?

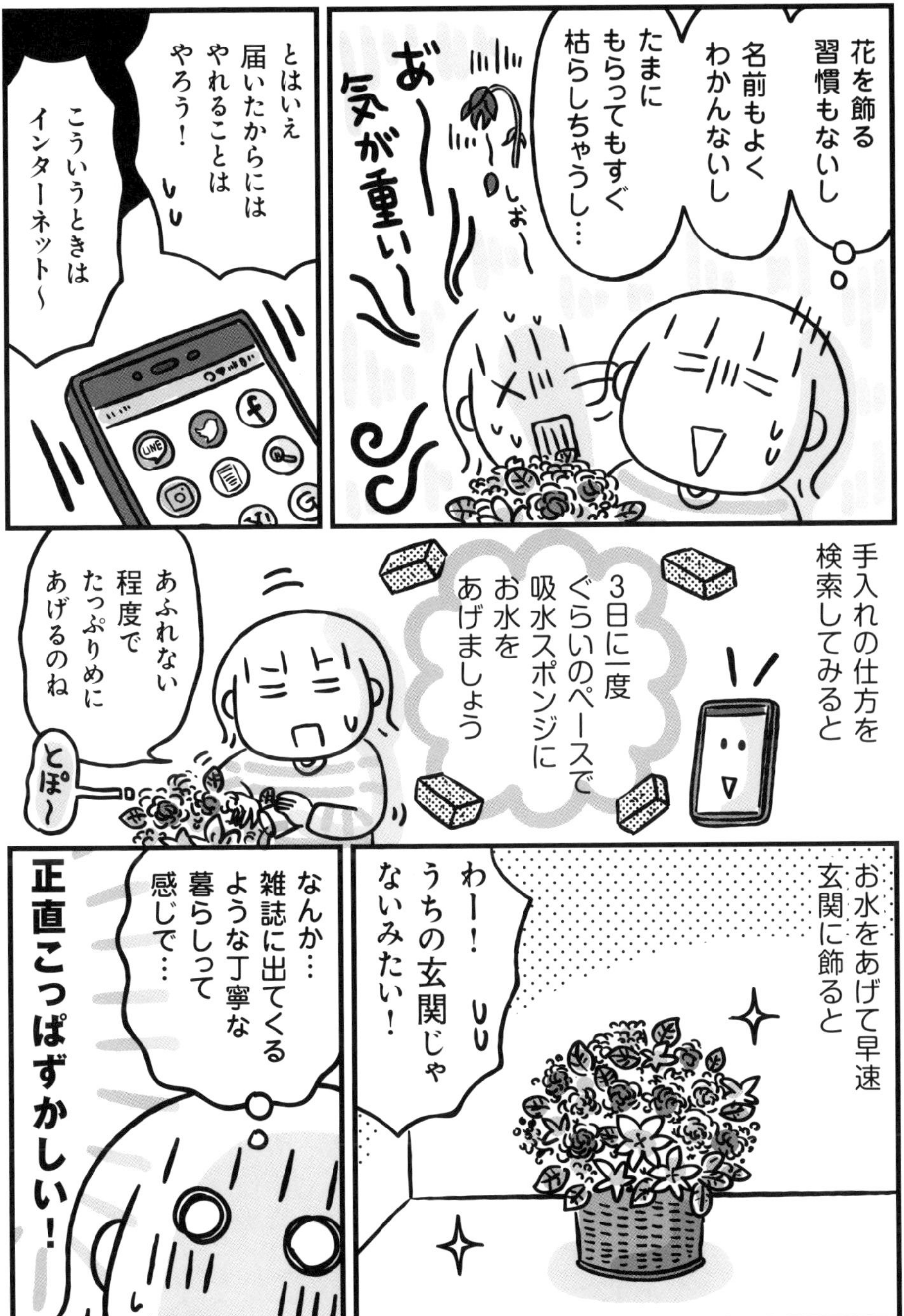
花を飾る習慣もないし名前もよくわかんないしたまにもらってもすぐ枯らしちゃうし…
あ～気が重い～
しお～
とはいえ届いたからにはやれることはやろう！
こういうときはインターネット～
手入れの仕方を検索してみると
3日に一度ぐらいのペースで吸水スポンジにお水をあげましょう
あふれない程度でたっぷりめにあげるのね
とぽ～
お水をあげて早速玄関に飾ると
わー！うちの玄関じゃないみたい！
なんか…雑誌に出てくるような丁寧な暮らしって感じで…
正直こっぱずかしい！

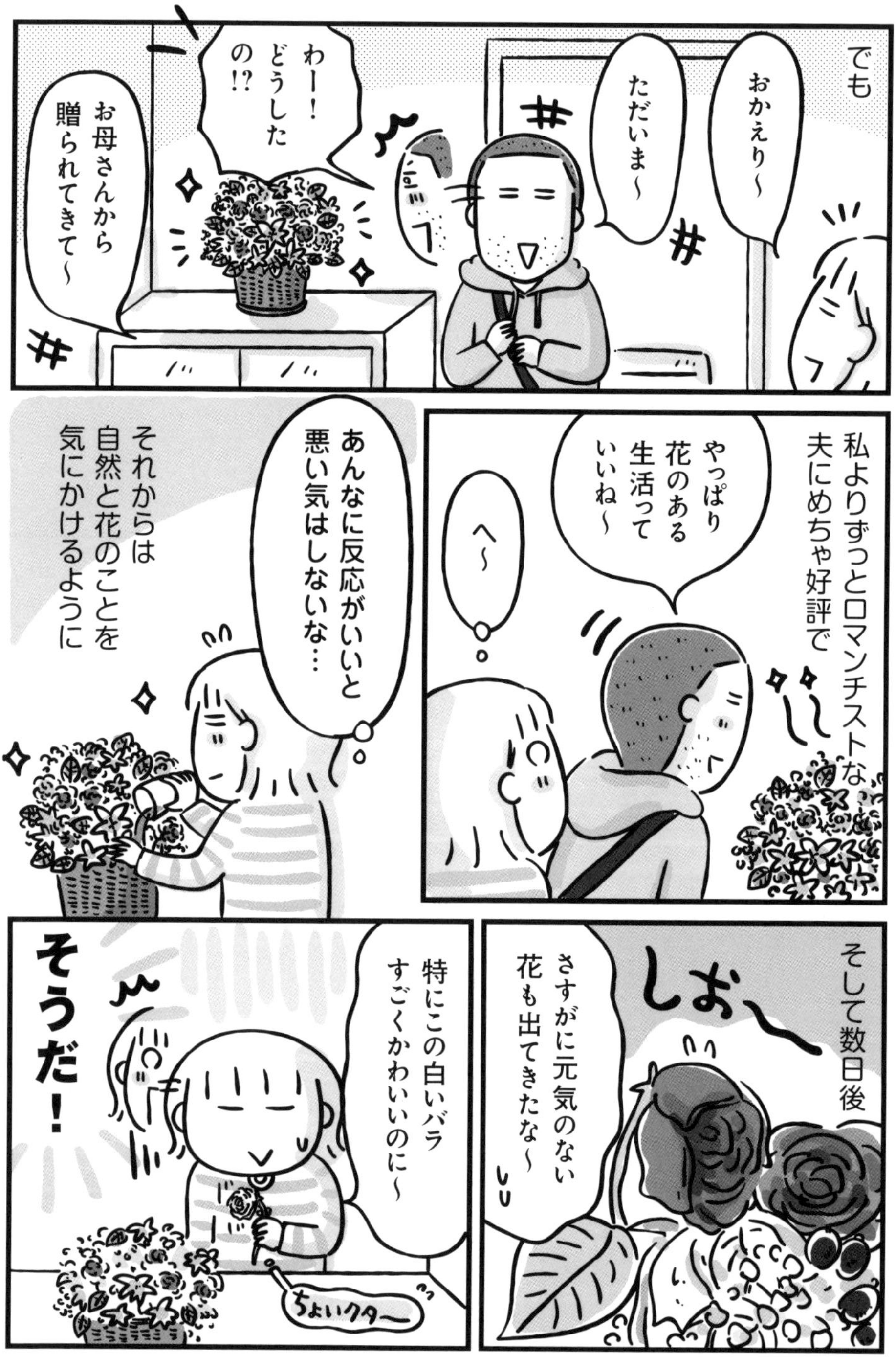
でも
おかえり〜
ただいま〜
わー！どうしたの!?
お母さんから贈られてきて〜
私よりずっとロマンチストな夫にめちゃ好評で
やっぱり花のある生活っていいね〜
へ〜
あんなに反応がいいと悪い気はしないな…
それからは自然と花のことを気にかけるように
そして数日後
しお〜
さすがに元気のない花も出てきたな〜
特にこの白いバラすごくかわいいのに〜
ちょいクタ〜
そうだ！

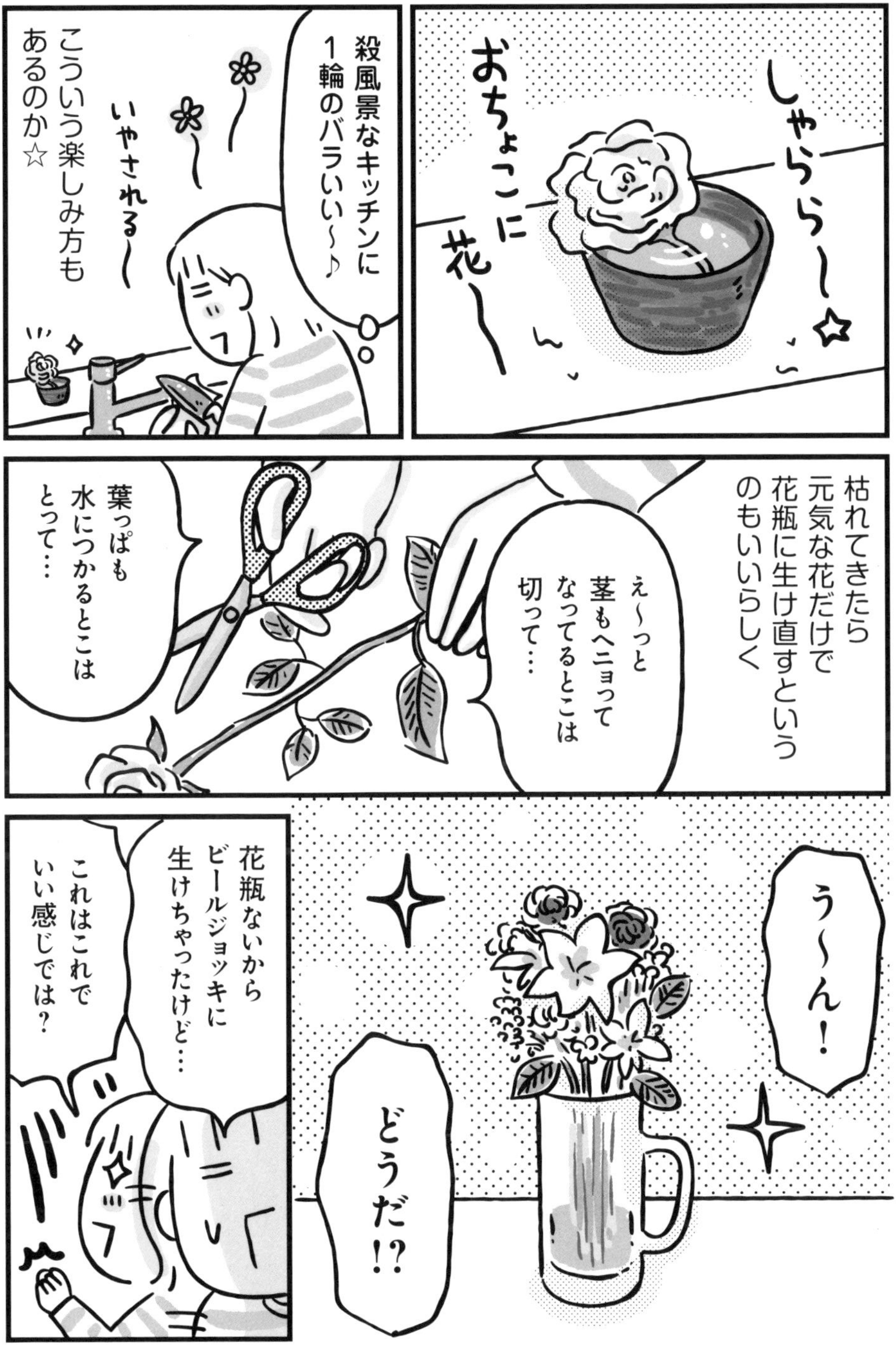
しゃらら〜☆
おちょこに花〜
殺風景なキッチンに1輪のバラいい〜♪
いやされる〜
こういう楽しみ方もあるのか☆
枯れてきたら元気な花だけで花瓶に生け直すというのもいいらしく
え〜っと茎もヘニョってなってるとこは切って…
葉っぱも水につかるとこはとって…
う〜ん!
どうだ!?
花瓶ないからビールジョッキに生けちゃったけど…
これはこれでいい感じでは？

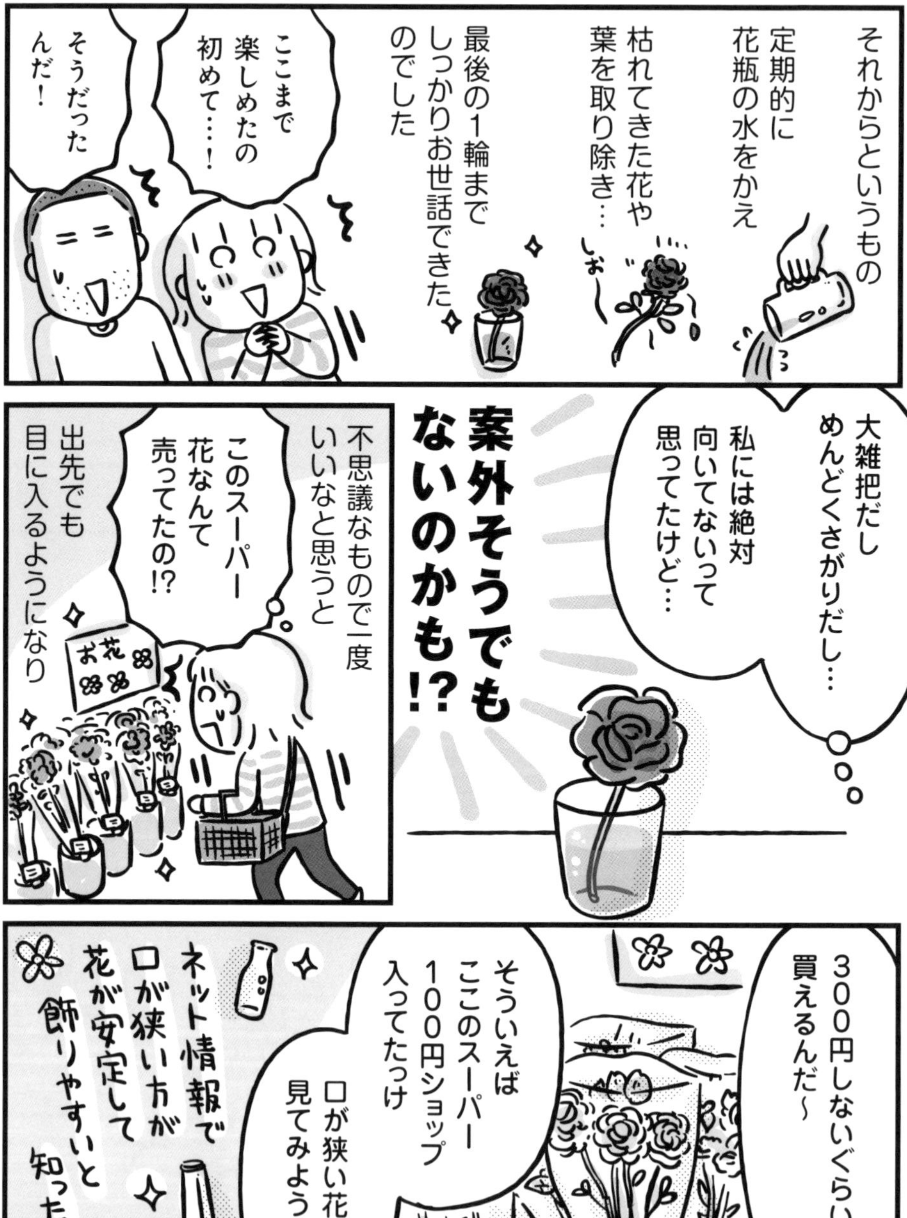
それからというもの
定期的に
花瓶の水をかえ
枯れてきた花や
葉を取り除き…
しお〜
最後の1輪まで
しっかりお世話できた
のでした
ここまで
楽しめたの
初めて…！
そうだった
んだ！
大雑把だし
めんどくさがりだし…
私には絶対
向いてないって
思ってたけど…
案外そうでも
ないのかも!?
不思議なもので一度
いいなと思うと
このスーパー
花なんて
売ってたの!?
お花
出先でも
目に入るようになり
300円しないぐらいで
買えるんだ〜
そういえば
ここのスーパー
100円ショップ
入ってたっけ
口が狭い花瓶
見てみようかな
季節の花束
298円
季節の花束
298円
ネット情報で
口が狭い方が
花が安定して
飾りやすいと
知った

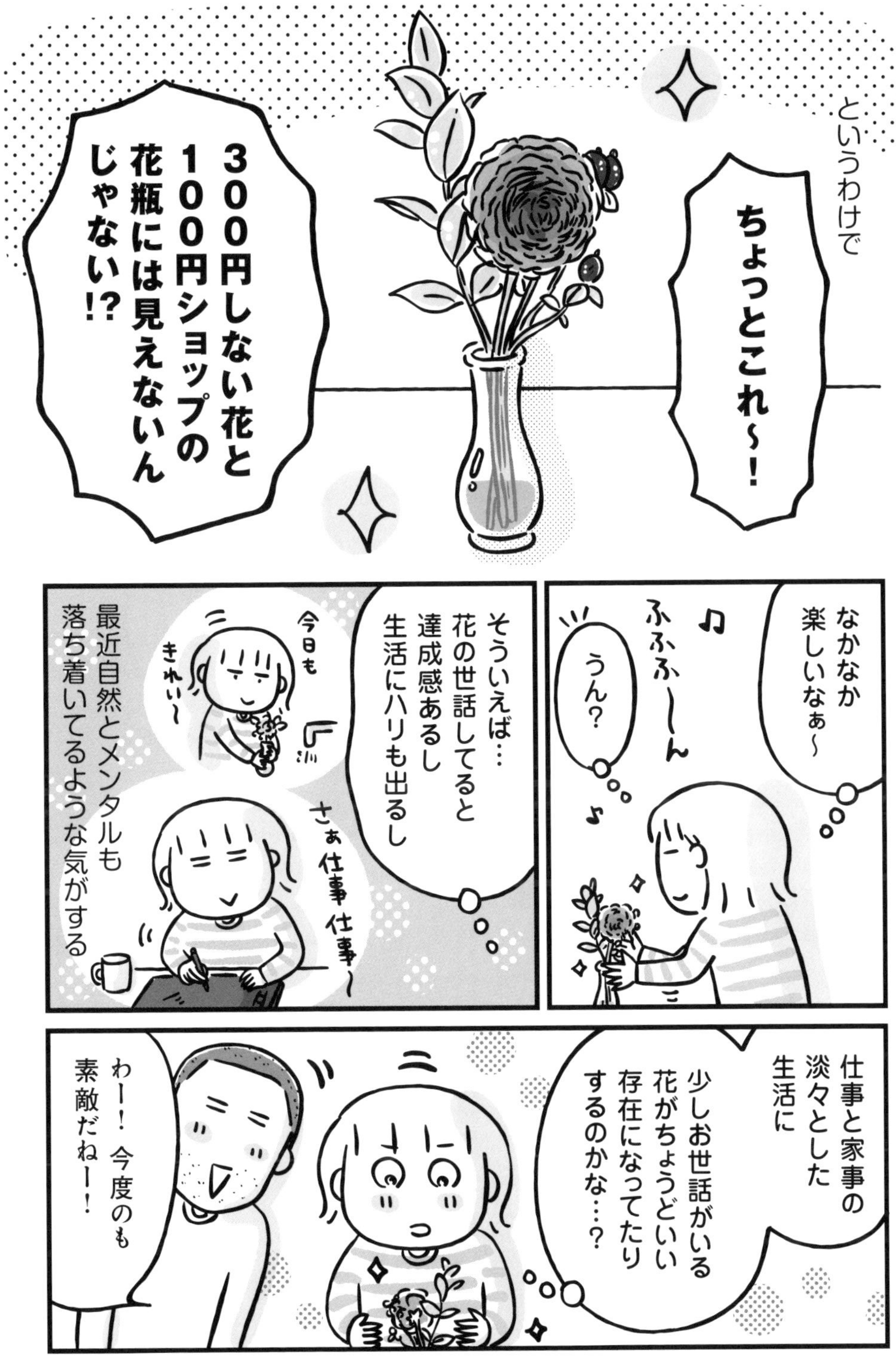
というわけで
ちょっとこれ〜!
300円しない花と100円ショップの花瓶には見えないんじゃない!?
なかなか楽しいなぁ〜
ふふふ〜〜ん
うん?
そういえば…花の世話してると達成感あるし生活にハリも出るし
今日もきれい〜
さぁ仕事仕事〜
最近自然とメンタルも落ち着いてるような気がする
仕事と家事の淡々とした生活に少しお世話がいる花がちょうどいい存在になってたりするのかな…?
わー! 今度のも素敵だねー!

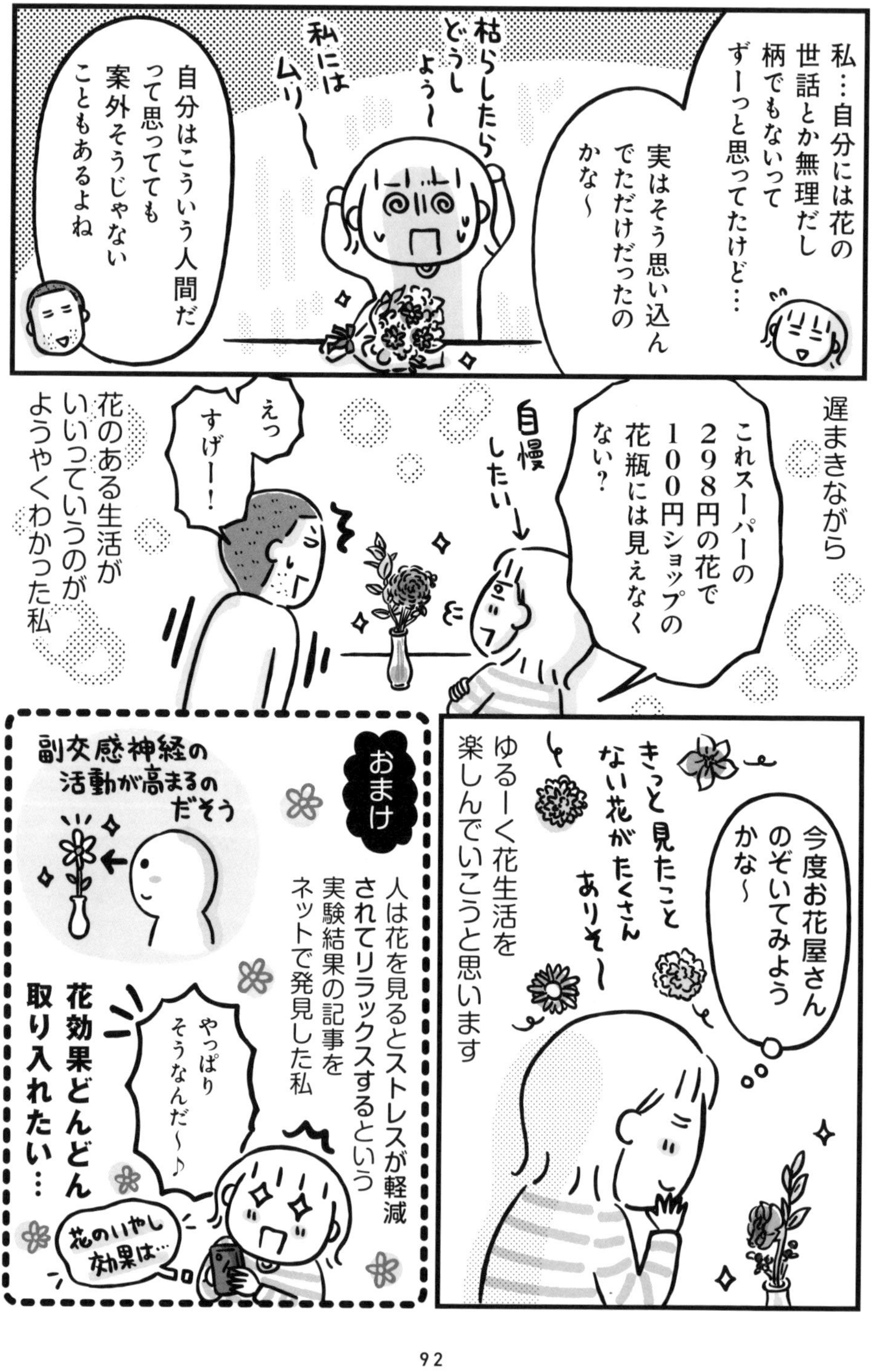
私…自分には花の世話とか無理だし柄でもないってずーっと思ってたけど…
実はそう思い込んでただけだったのかな～
枯らしたらどうしよう～
私にはムリ～
自分はこういう人間だって思ってても案外そうじゃないこともあるよね
遅まきながら
これスーパーの298円の花で100円ショップの花瓶には見えなくない？
自慢したい
えっすげーー！
花のある生活がいいっていうのがようやくわかった私
今度お花屋さんのぞいてみようかな～
きっと見たことない花がたくさんありそ～
ゆるーく花生活を楽しんでいこうと思います
おまけ
人は花を見るとストレスが軽減されてリラックスするという実験結果の記事をネットで発見した私
やっぱりそうなんだ～♪
花のいやし効果は…
副交感神経の活動が高まるのだそう
花効果どんどん取り入れたい…

ハワイとコロナブルー

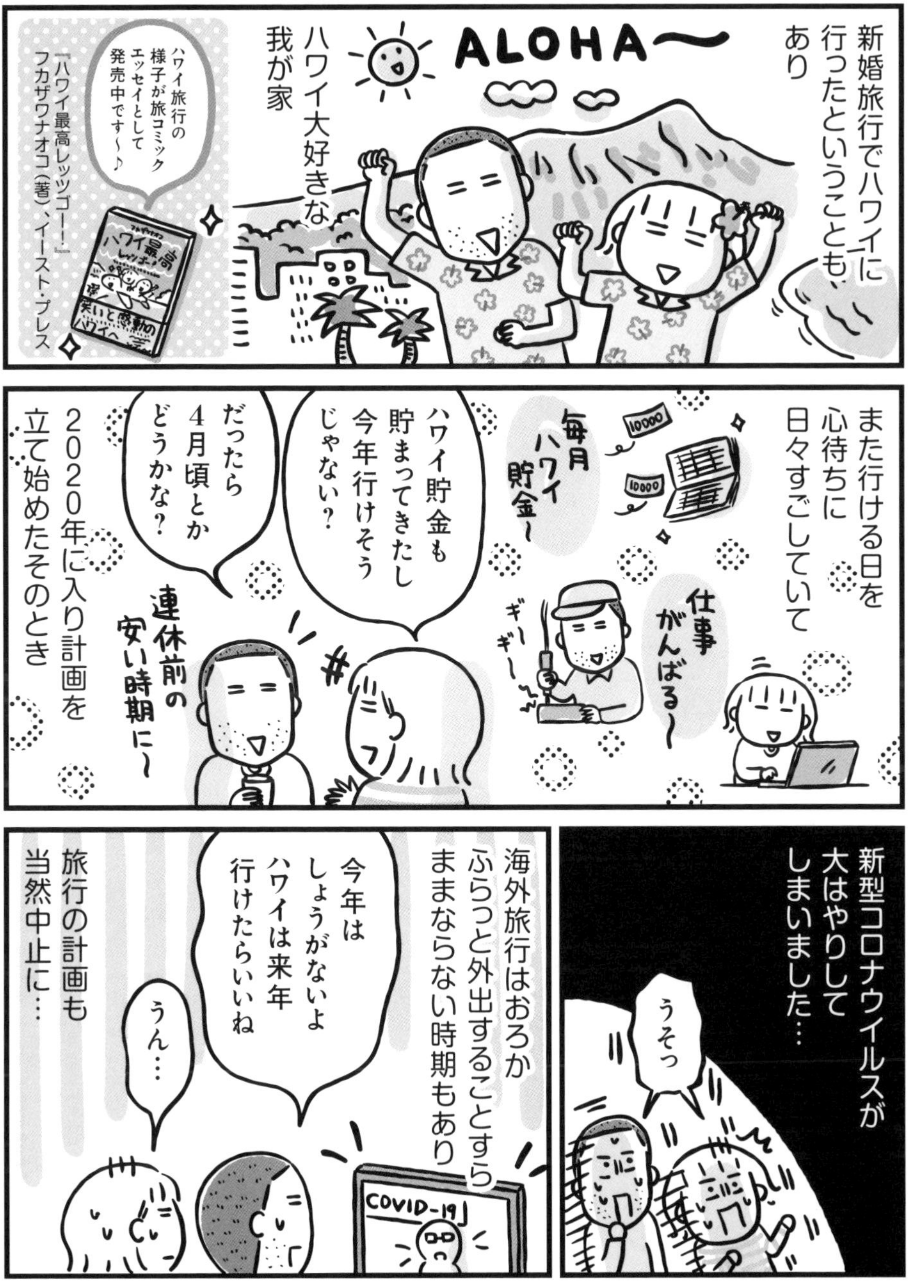

新婚旅行でハワイに行ったということもあり
ALOHA〜
ハワイ大好きな我が家
ハワイ旅行の様子が旅コミックエッセイとして発売中です〜♪
『ハワイ最高レッツゴー!』フカザワナオコ(著)、イースト・プレス
また行ける日を心待ちに日々すごしていて
仕事がんばる〜
ギ〜ギ〜
毎月ハワイ貯金〜
10000
10000
ハワイ貯金も貯まってきたし今年行けそうじゃない?
だったら4月頃とかどうかな?
連休前の安い時期に〜
2020年に入り計画を立て始めたそのとき
新型コロナウイルスが大はやりしてしまいました…
うそっ
海外旅行はおろかふらっと外出することすらままならない時期もあり
今年はしょうがないよハワイは来年行けたらいいね
うん…
COVID-19
旅行の計画も当然中止に…

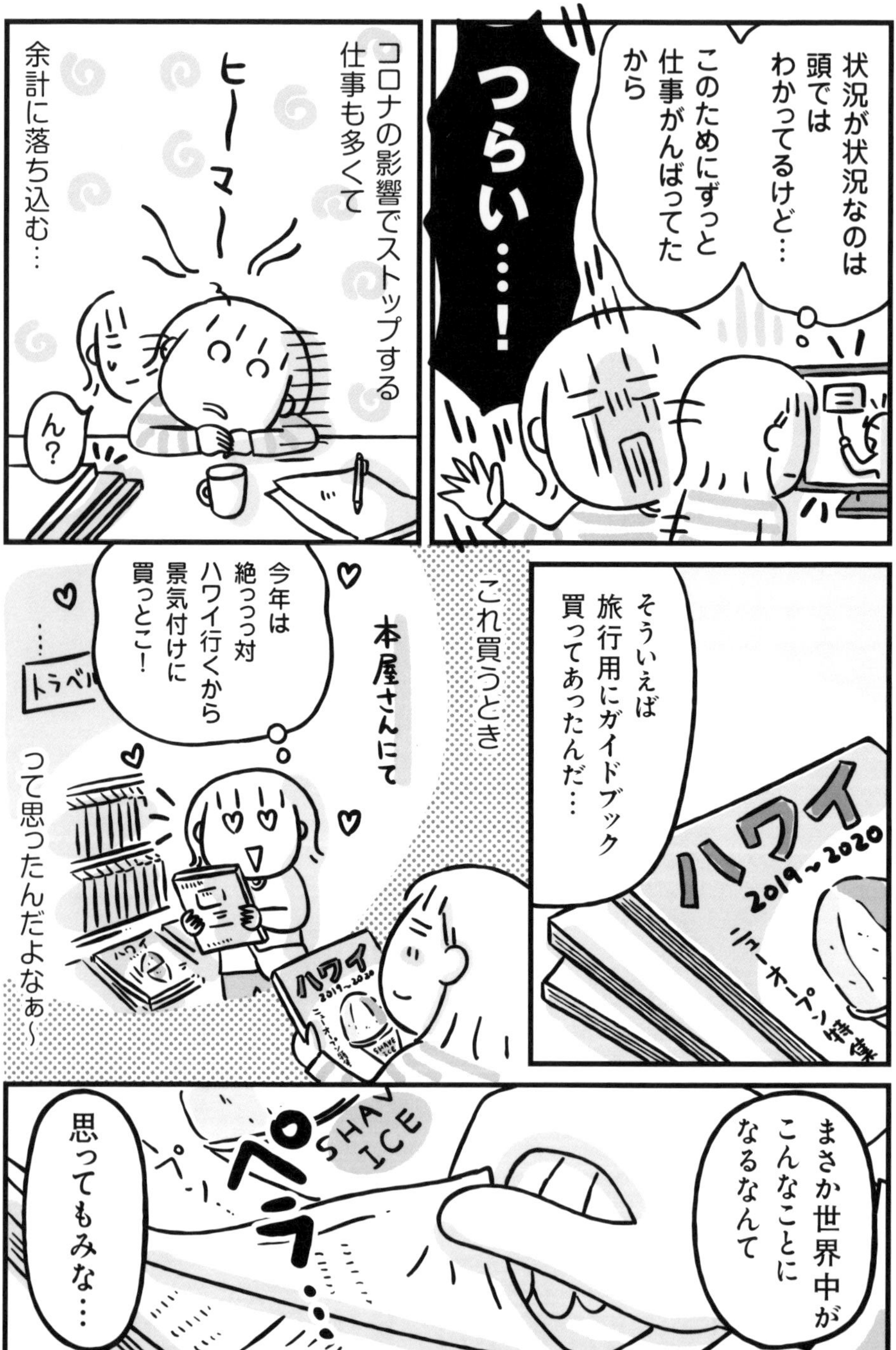

状況が状況なのは
頭では
わかってるけど…
このためにずっと
仕事がんばってた
から
つらい…!
コロナの影響でストップする
仕事も多くて
ヒーマー
余計に落ち込む…
ん?
そういえば
旅行用にガイドブック
買ってあったんだ…
ハワイ
2019~2020
これ買うとき
本屋さんにて
今年は
絶っっっ対
ハワイ行くから
景気付けに
買っとこ!
トラベル
…
って思ったんだよなぁ~
ハワイ
まさか世界中が
こんなことに
なるなんて
思ってもみな…
ペラ…

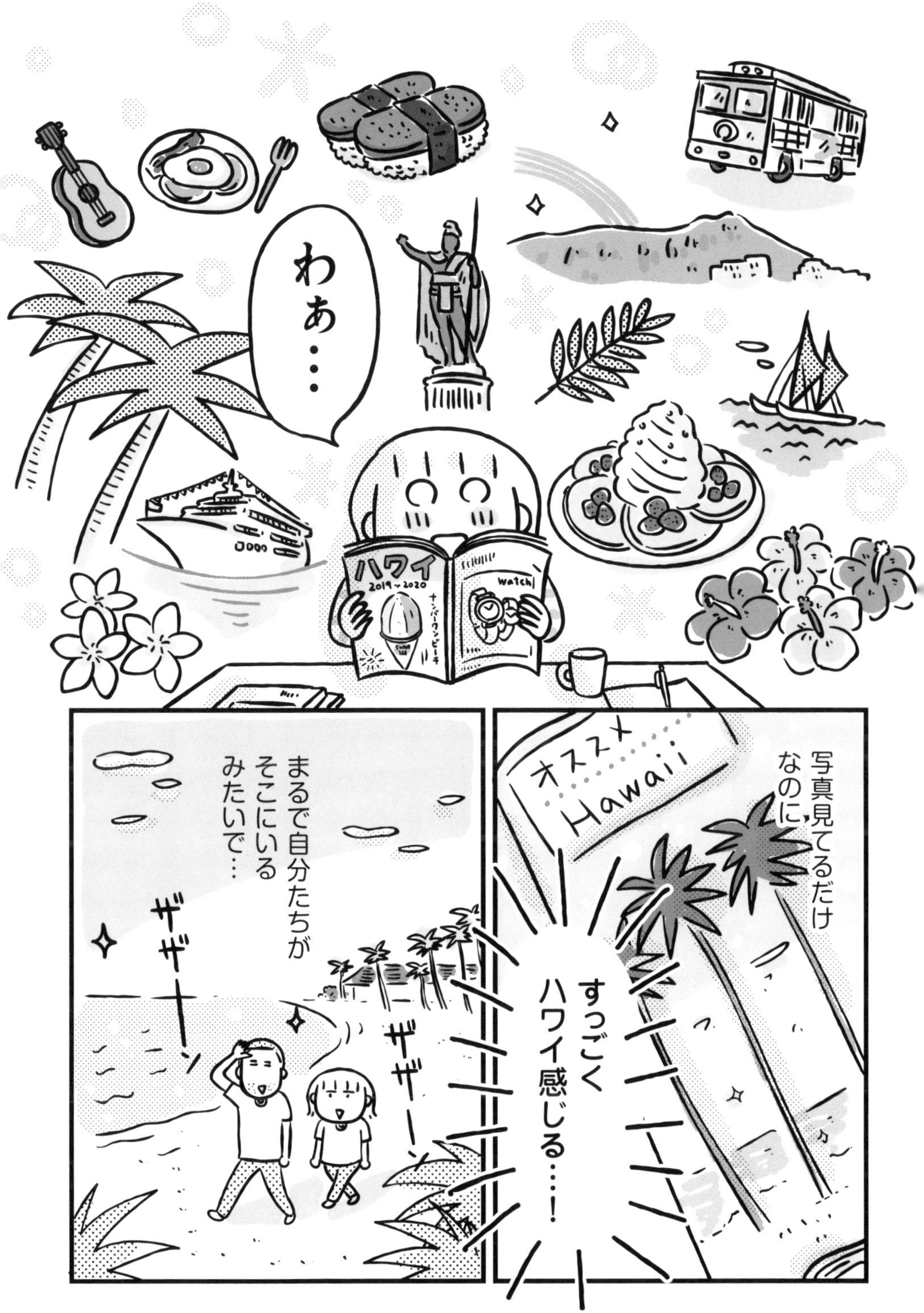
わぁ…
ハワイ
2019～2020
ナンバーワンビーチ
watch
写真見てるだけなのに、
オススメ Hawaii
すっごくハワイ感じる…！
まるで自分たちがそこにいるみたいで…
ザザー
ザザー

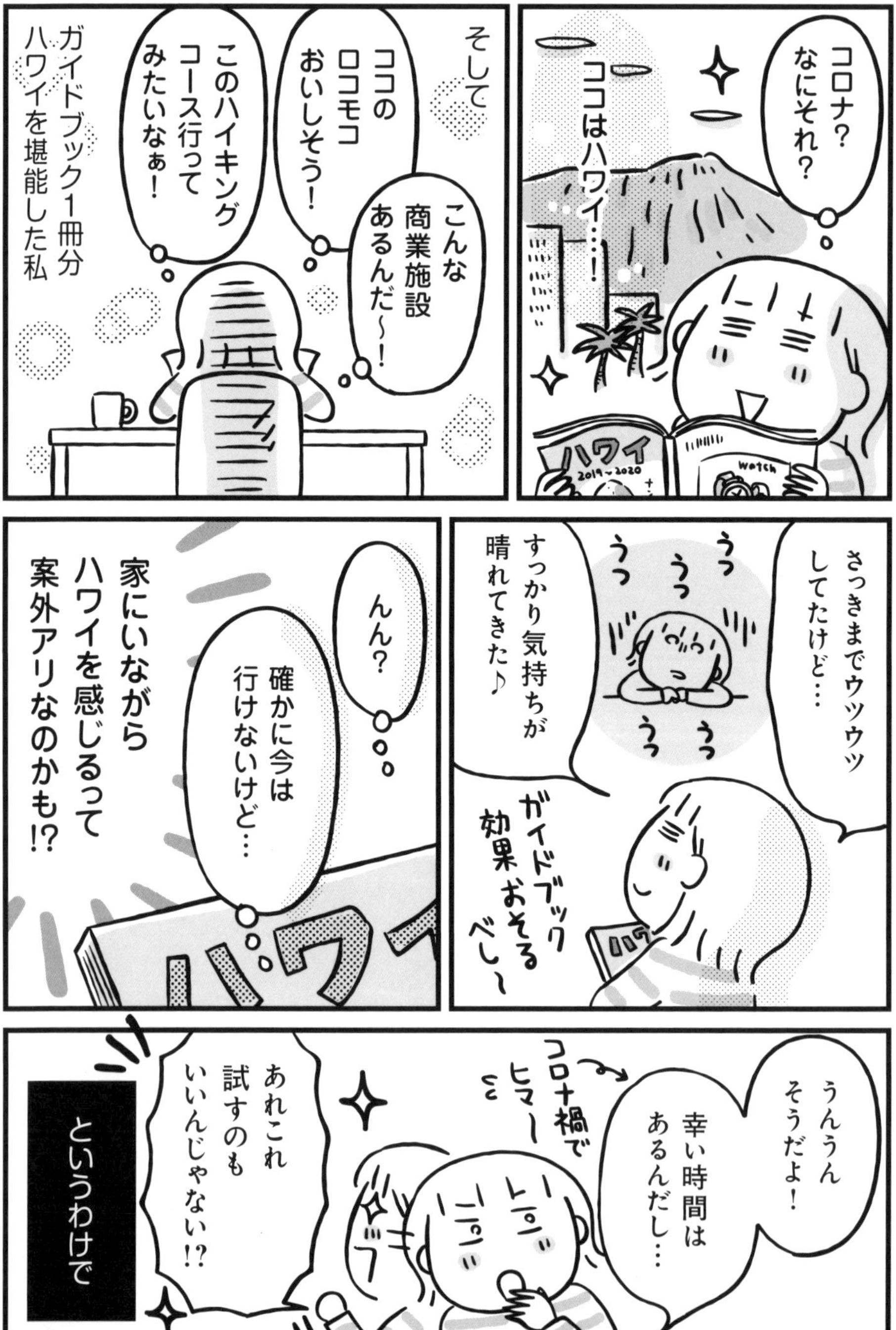
コロナ？なにそれ？
ココはハワイ…！
ハワイ
2019〜2020
watch
そして
ココのロコモコおいしそう！
こんな商業施設あるんだ〜！
このハイキングコース行ってみたいなぁ！
ガイドブック1冊分ハワイを堪能した私
さっきまでウツウツしてたけど…
すっかり気持ちが晴れてきた♪
うっ うっ うっ
うっ うっ
ガイドブック効果おそるべし〜
んん？
確かに今は行けないけど…
家にいながらハワイを感じるって案外アリなのかも!?
うんうんそうだよ！
幸い時間はあるんだし…
コロナ禍でヒマ〜
あれこれ試すのもいいんじゃない!?
というわけで

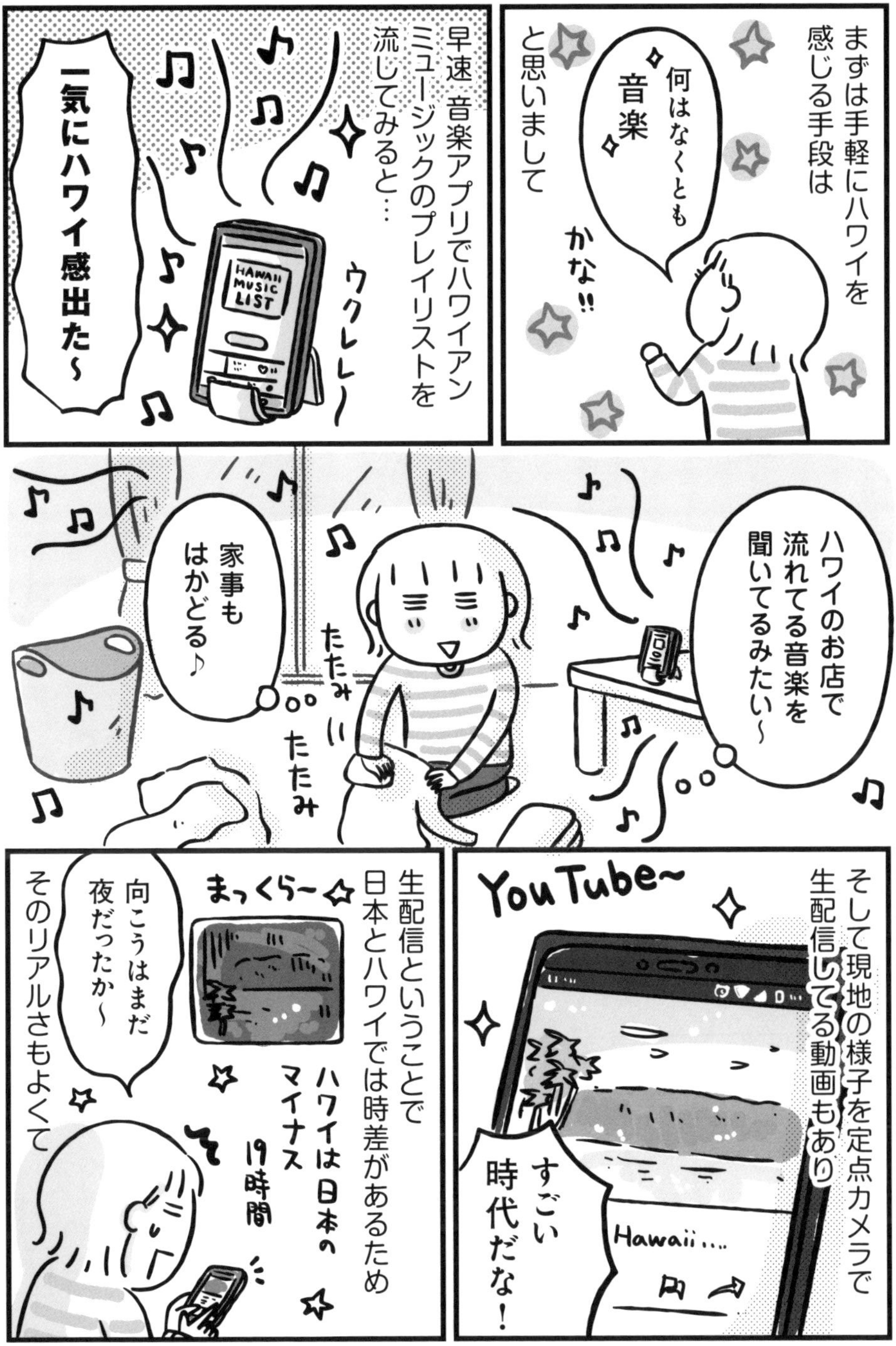
まずは手軽にハワイを感じる手段は
何はなくとも音楽
かな!!
と思いまして
早速 音楽アプリでハワイアンミュージックのプレイリストを流してみると…
ウクレレ～
HAWAII MUSIC LIST
一気にハワイ感出た～
ハワイのお店で流れてる音楽を聞いてるみたい～
たたみ
たたみ
家事もはかどる♪
そして現地の様子を定点カメラで生配信してる動画もあり
YouTube～
すごい時代だな!
Hawaii....
生配信ということで日本とハワイでは時差があるため
まっくら～
ハワイは日本のマイナス19時間
向こうはまだ夜だったか～
そのリアルさもよくて

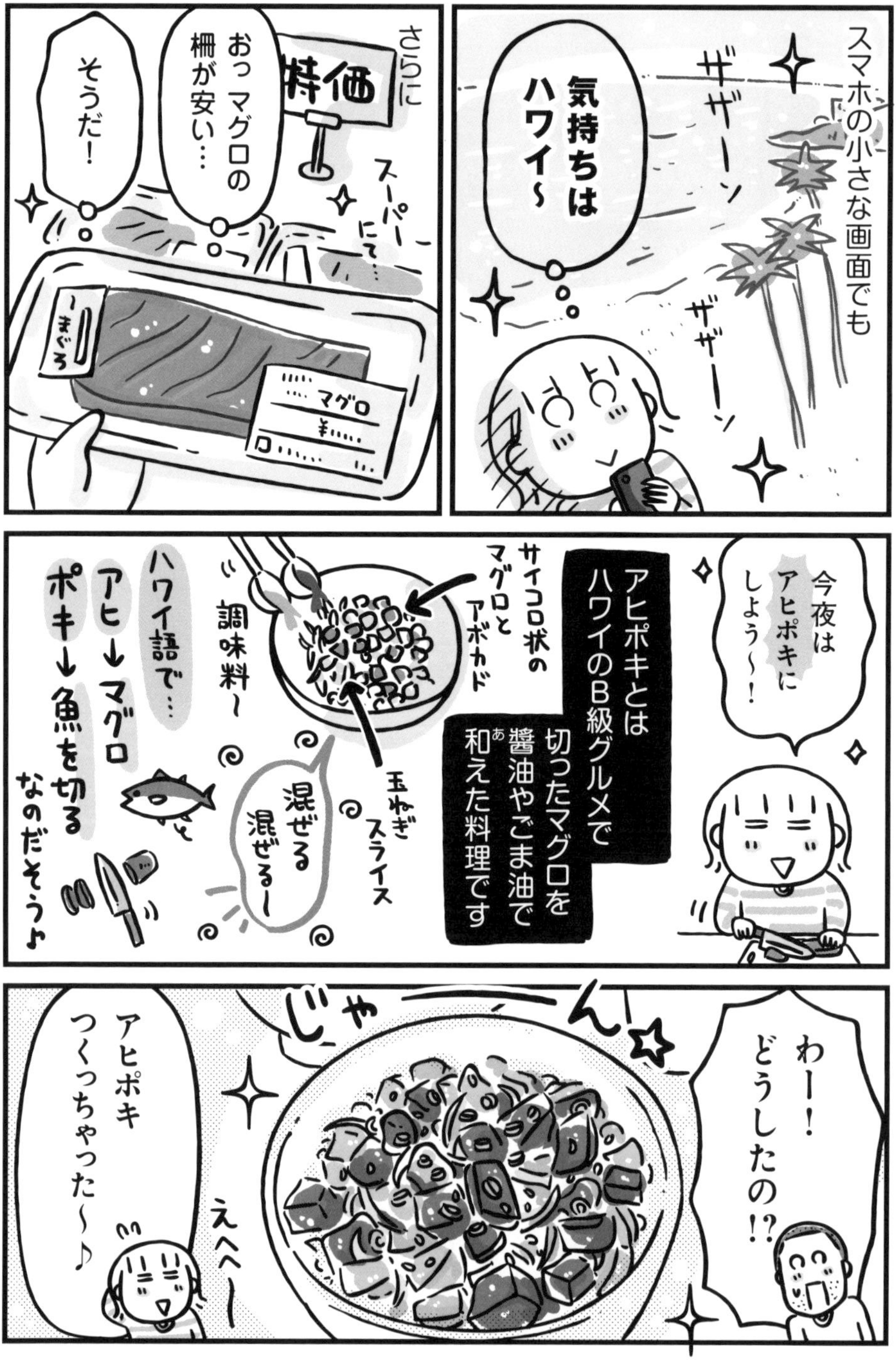
スマホの小さな画面でも
ザザーン
ザザーーン
気持ちはハワイ～
さらに
スーパーにて…
特価
おっ マグロの柵が安い…
そうだ！
まぐろ
マグロ
今夜はアヒポキにしよう～！
アヒポキとはハワイのB級グルメで切ったマグロを醤油やごま油で和《あ》えた料理です
サイコロ状のマグロとアボカド
玉ねぎスライス
調味料～
混ぜる混ぜる～
ハワイ語で…
アヒ↓マグロ
ポキ↓魚を切る
なのだそう♪
じゃーーん☆
わー！どうしたの!?
アヒポキつくっちゃった～♪
えへへ～

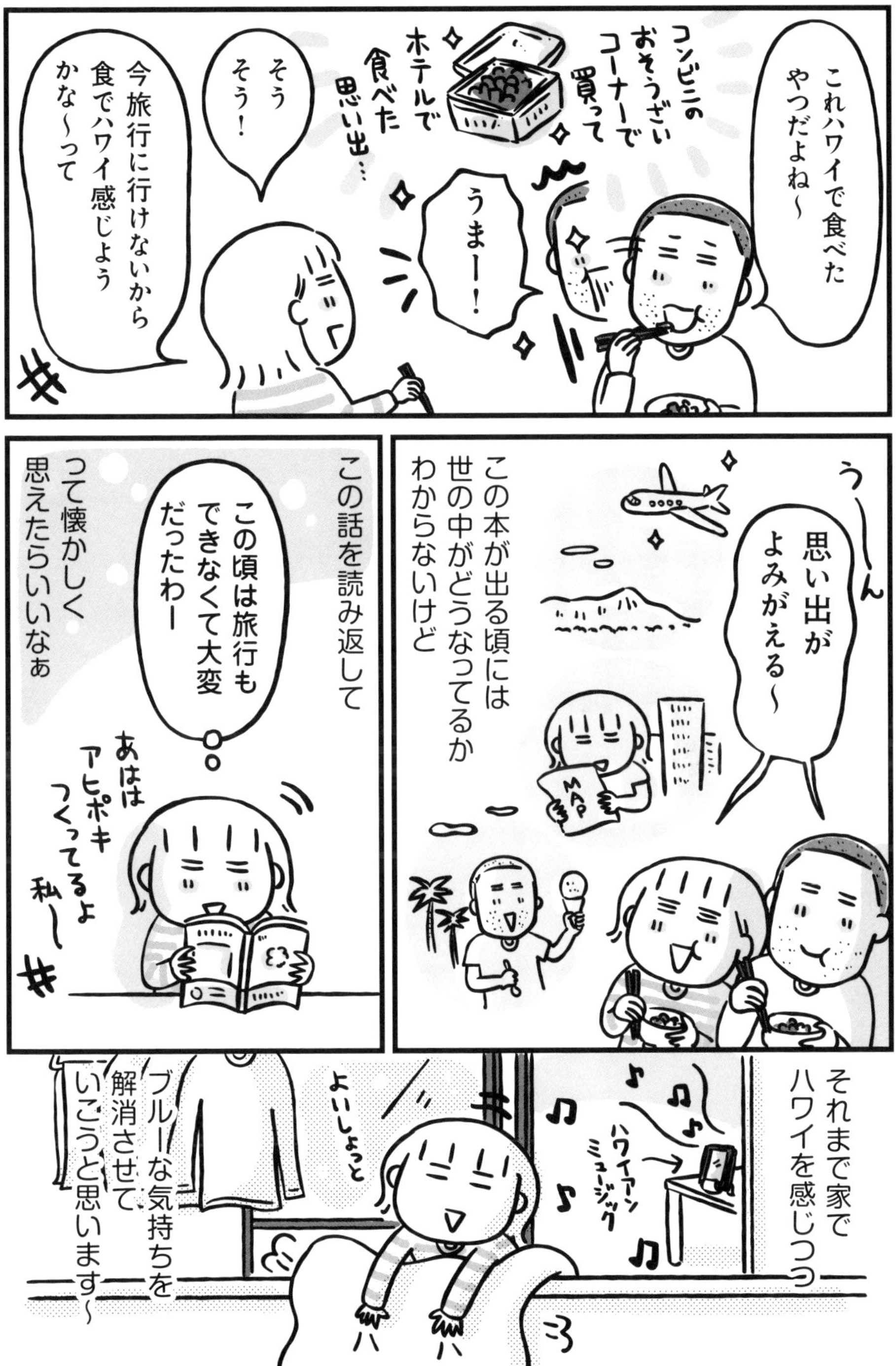
これハワイで食べたやつだよね～
コンビニのおそうざいコーナーで買ってホテルで食べた思い出…
うまー!
そうそう!
今旅行に行けないから食でハワイ感じようかな～って
う～ん
思い出がよみがえる～
この本が出る頃には世の中がどうなってるかわからないけど
MAP
この話を読み返して
この頃は旅行もできなくて大変だったわー
って懐かしく思えたらいいなぁ
あははアヒポキつくってるよ私～
それまで家でハワイを感じつつ
ハワイアンミュージック
よいしょっと
ブルーな気持ちを解消させていこうと思います～

ミニコラム 社交性

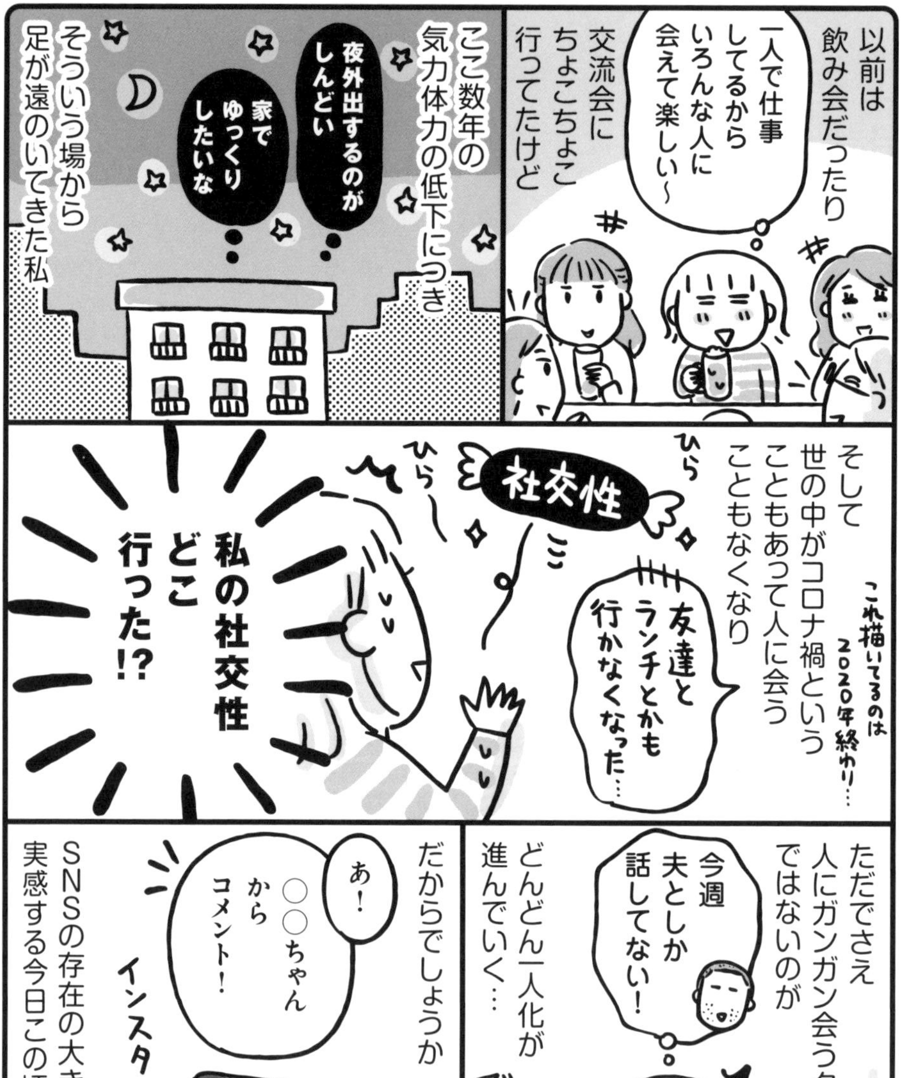
以前は飲み会だったり交流会にちょこちょこ行ってたけど
一人で仕事してるからいろんな人に会えて楽しい～
ここ数年の気力体力の低下につき
夜外出するのがしんどい
家でゆっくりしたいな
そういう場から足が遠のいてきた私
そして世の中がコロナ禍ということもあって人に会うこともなくなり
これ描いてるのは2020年終わり…
友達とランチとかも行かなくなった…
ひら
社交性
ひら～
私の社交性どこ行った!?
ただでさえ人にガンガン会うタイプではないのが
今週夫としか話してない!
どんどん一人化が進んでいく…
でも気楽…
だからでしょうか
あ! ○○ちゃんからコメント!
インスタ
←コメント
わかるー! 私も同じようなことあったー!!
SNSの存在の大きさを実感する今日この頃

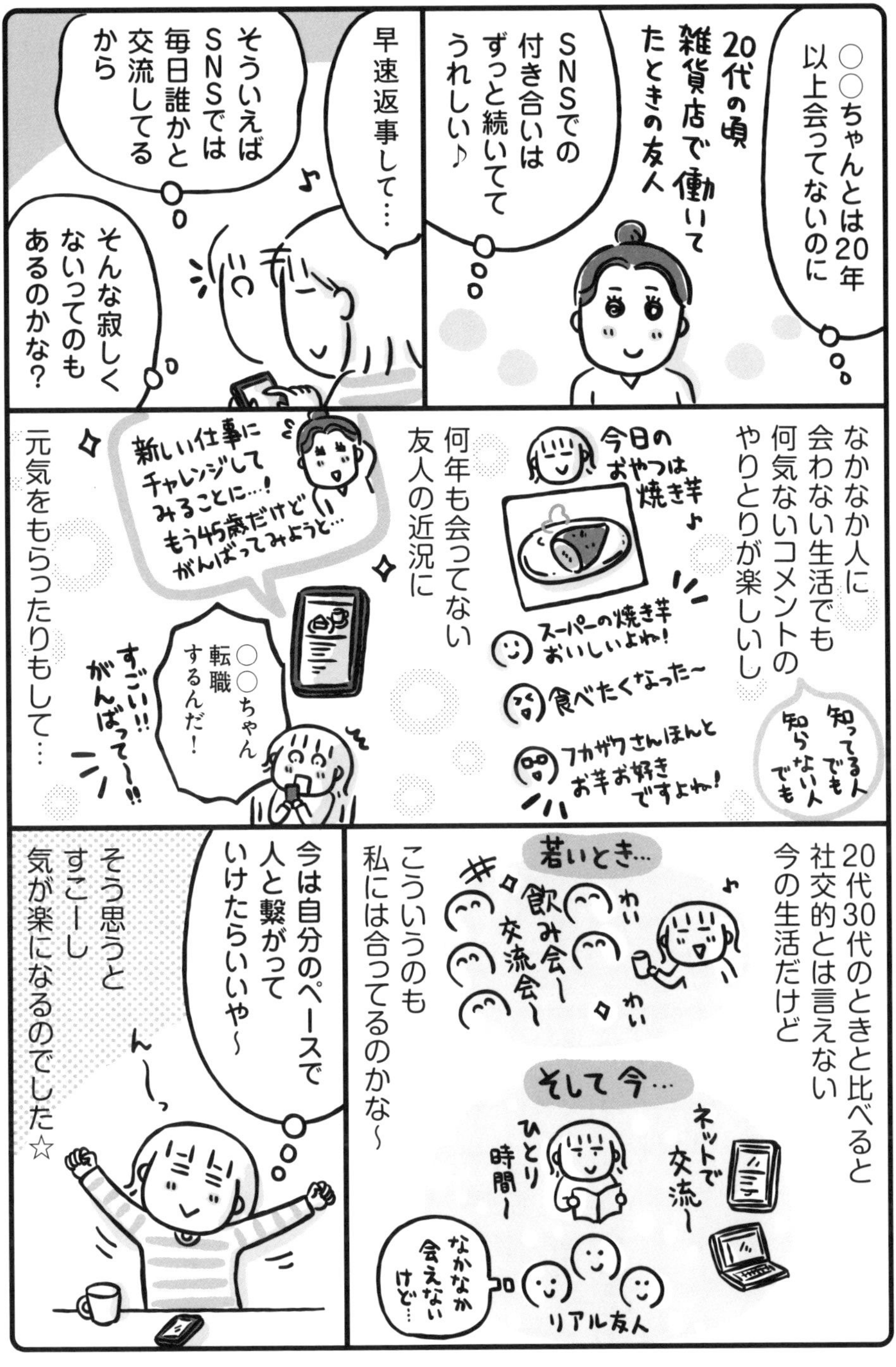
○○ちゃんとは20年以上会ってないのに
20代の頃雑貨店で働いてたときの友人
SNSでの付き合いはずっと続いててうれしい♪
早速返事して…
そういえばSNSでは毎日誰かと交流してるから
そんな寂しくないってのもあるのかな？
なかなか人に会わない生活でも何気ないコメントのやりとりが楽しいし
知ってる人でも知らない人でも
今日のおやつは焼き芋♪
スーパーの焼き芋おいしいよね！
食べたくなった～
フカザワさんほんとお芋お好きですよね！
何年も会ってない友人の近況に
新しい仕事にチャレンジしてみることに…！もう45歳だけどがんばってみようと…
○○ちゃん転職するんだ！
すごい!!がんばって～!!
元気をもらったりもして…
20代30代のときと比べると社交的とは言えない今の生活だけど
若いとき…
飲み会～
交流会～
わい
わい
そして今…
ネットで交流～
ひとり時間～
なかなか会えないけど…
リアル友人
こういうのも私には合ってるのかな～
今は自分のペースで人と繋がっていけたらいいや～
ん～っ
そう思うとすこーし気が楽になるのでした☆

休みを休む

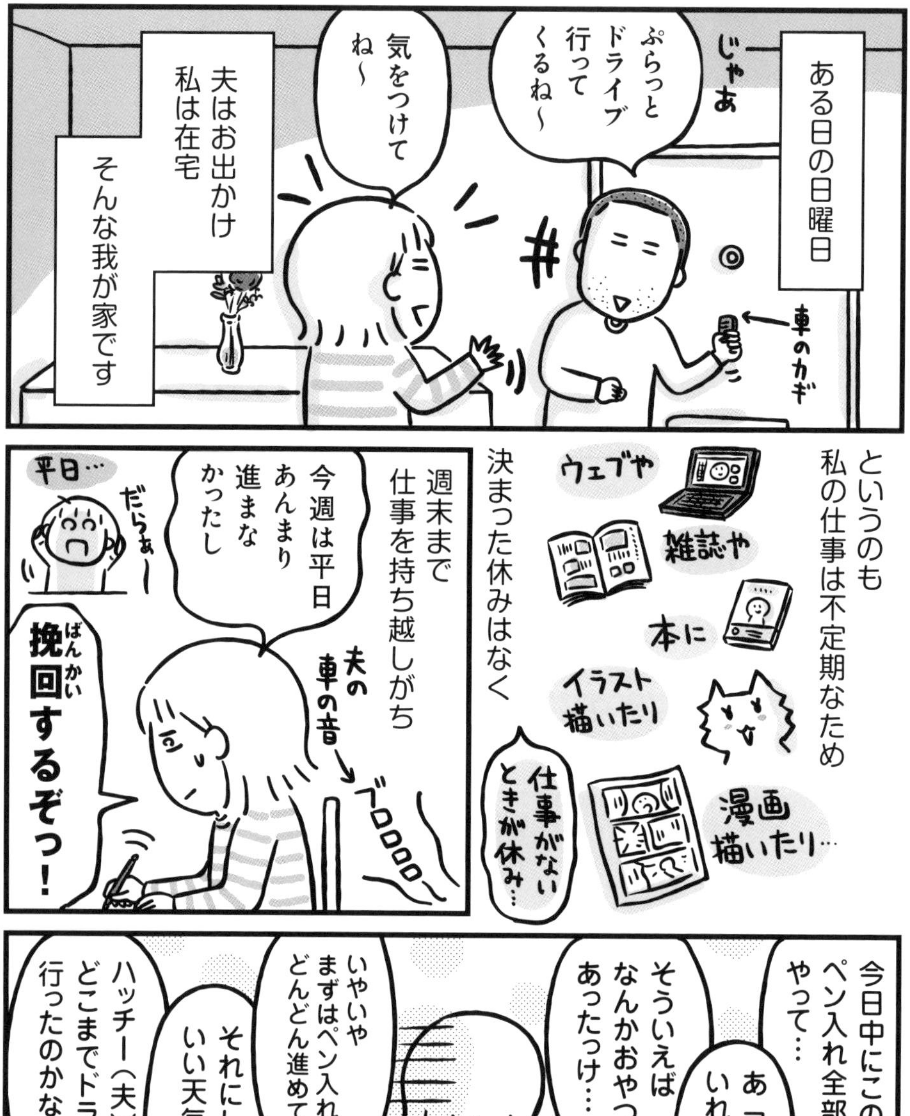

ある日の日曜日
じゃあ
ぷらっとドライブ行ってくるね～
車のカギ
気をつけてね～
夫はお出かけ私は在宅
そんな我が家です
というのも私の仕事は不定期なため
ウェブや
雑誌や
本に
イラスト描いたり
漫画描いたり…
決まった休みはなく
仕事がないときが休み…
週末まで仕事を持ち越しがち
今週は平日あんまり進まなかったし
夫の車の音
ブロロロロ
平日…
だらぁ～
挽《ばん》回《かい》するぞっ！
今日中にこの話のペン入れ全部やって…
あコーヒーいれようかな？
そういえばなんかおやつあったっけ…
いやいやまずはペン入れどんどん進めて…
それにしても今日いい天気だなぁ～
ハッチー（夫）どこまでドライブ行ったのかな？

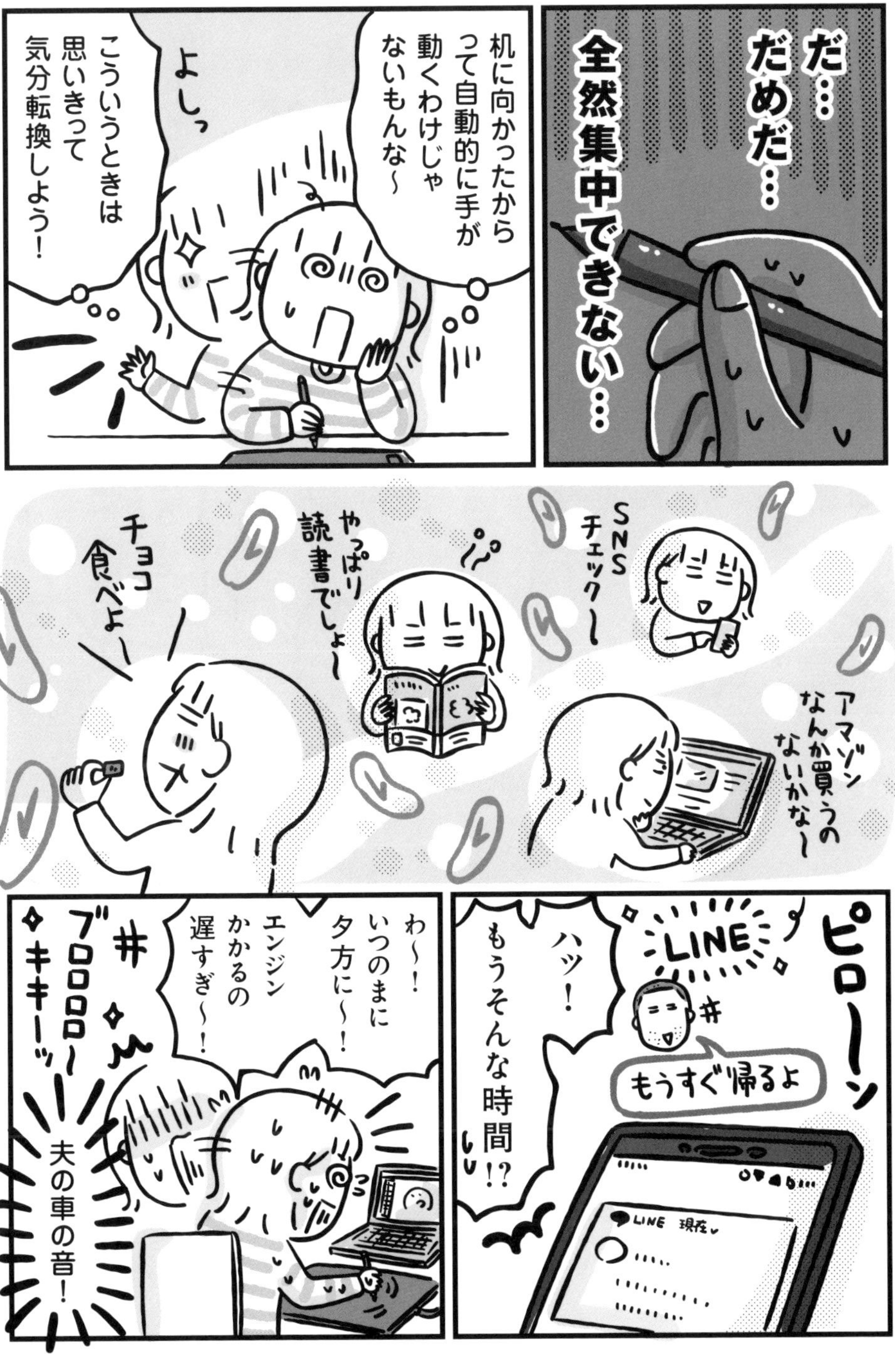
だ…
だめだ…
全然集中できない…
机に向かったからって自動的に手が動くわけじゃないもんな〜
よしっ
こういうときは思いきって気分転換しよう!
SNSチェック〜
アマゾンなんか買うのないかな〜
やっぱり読書でしょ〜
チョコ食べよ〜
ピローン
LINE
ハッ!
もうそんな時間!?
もうすぐ帰るよ
わ〜!いつのまに夕方に〜!
エンジンかかるの遅すぎ〜!
ブロロロロ〜
キキーッ
夫の車の音!

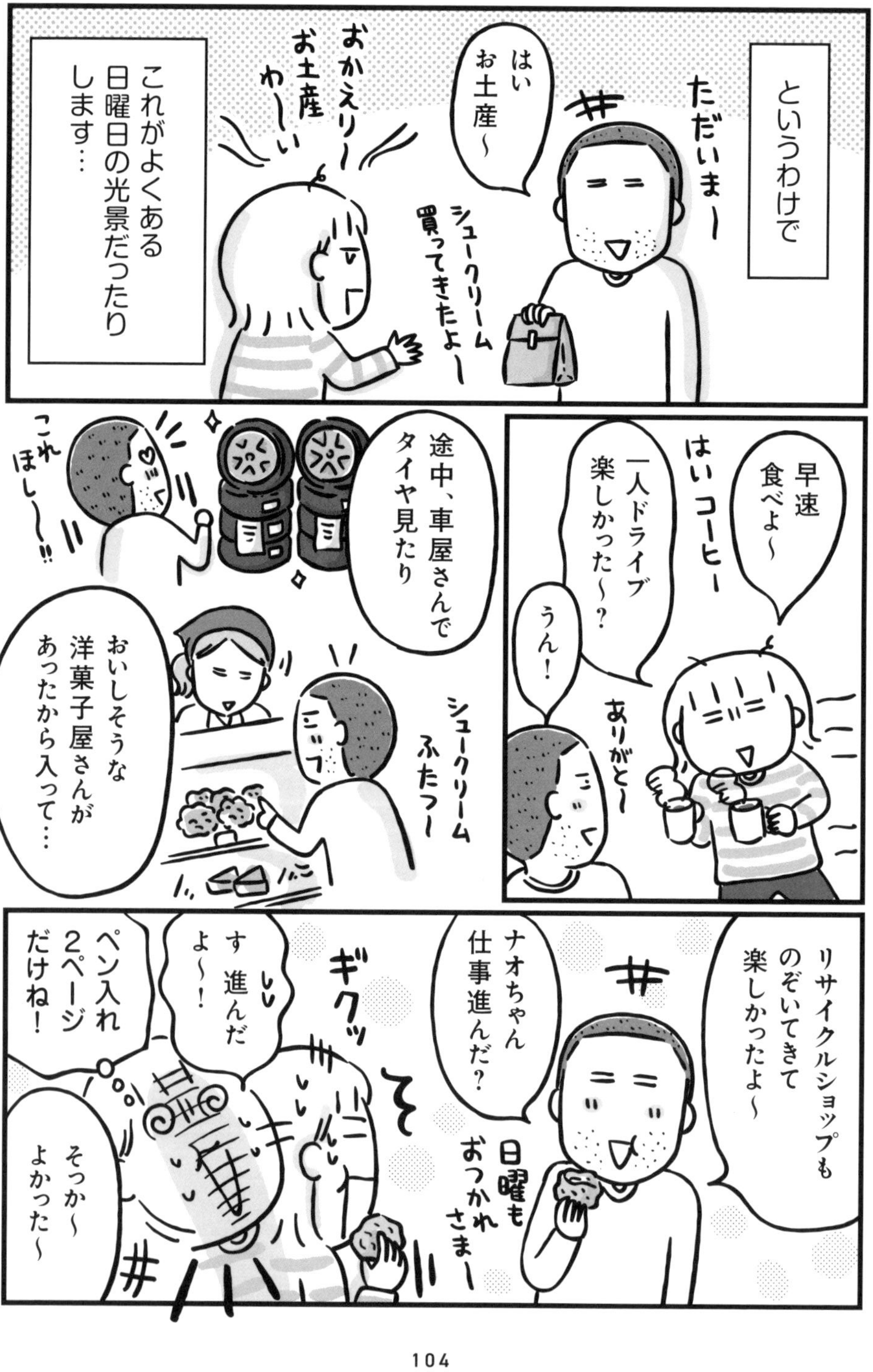
というわけで
ただいま〜
はい お土産〜
シュークリーム 買ってきたよ〜
おかえり〜 お土産 わ〜い
これがよくある 日曜日の光景だったり します…
早速 食べよ〜
はいコーヒー
一人ドライブ 楽しかった〜？
うん！
ありがと〜
途中、車屋さんで タイヤ見たり
これ ほし〜!!
シュークリーム ふたつ〜
おいしそうな 洋菓子屋さんが あったから入って…
リサイクルショップも のぞいてきて 楽しかったよ〜
ナオちゃん 仕事進んだ？
日曜も おつかれ さま〜
ギクッ
す 進んだ よ〜！
ペン入れ 2ページ だけね！
そっか〜 よかった〜

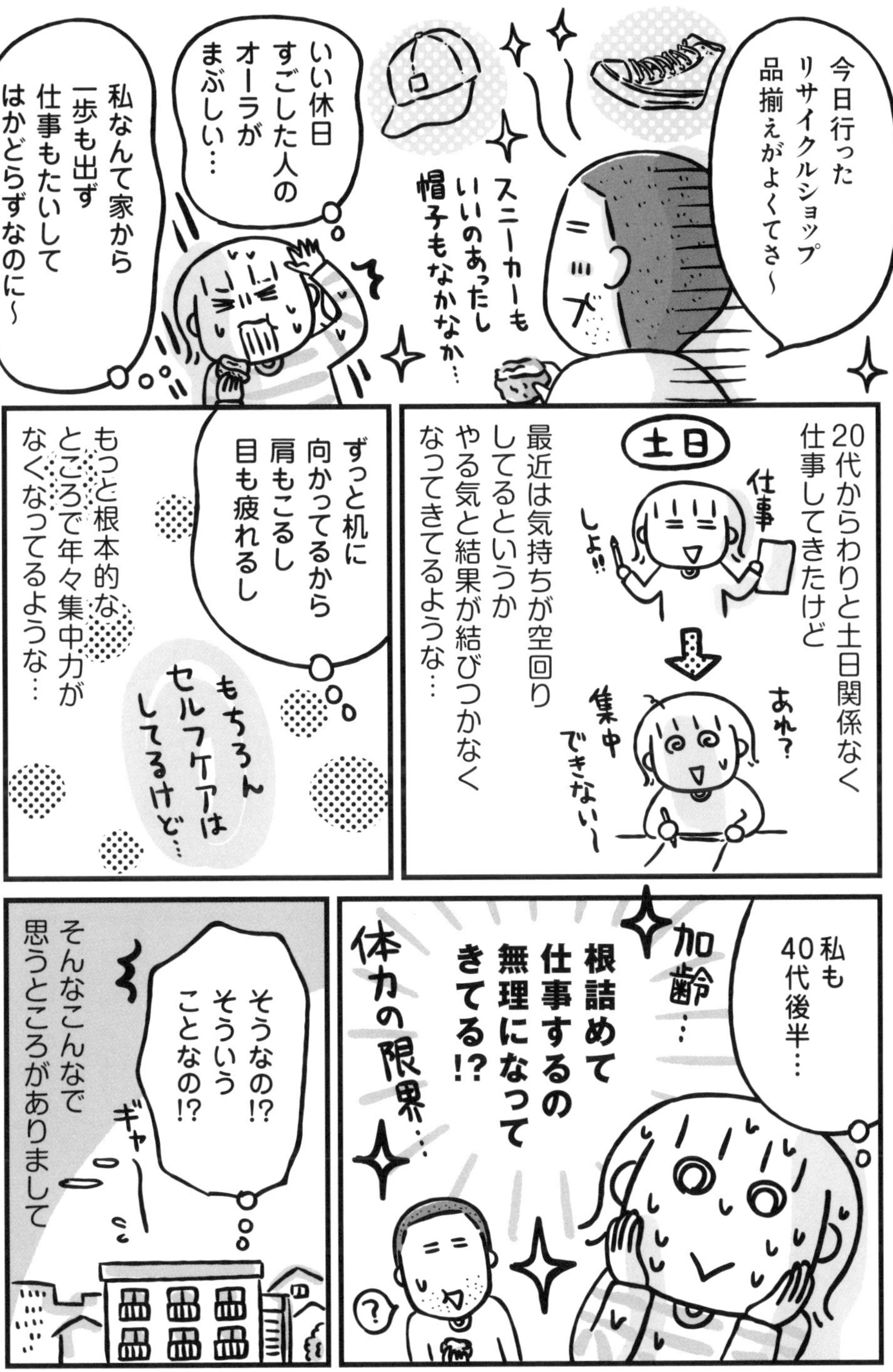
今日行った
リサイクルショップ
品揃えがよくてさ～
スニーカーも
いいのあったし
帽子もなかなか…
いい休日
すごした人の
オーラが
まぶしい…
私なんて家から
一歩も出ず
仕事もたいしして
はかどらずなのに～
20代からわりと土日関係なく
仕事してきたけど
土日
仕事
しよ!!
あれ?
集中
できない～
最近は気持ちが空回り
してるというか
やる気と結果が結びつかなく
なってきてるような…
ずっと机に
向かってるから
肩もこるし
目も疲れるし
もちろん
セルフケアは
してるけど…
もっと根本的な
ところで年々集中力が
なくなってるような…
私も
40代後半…
加齢…
根詰めて
仕事するの
無理になって
きてる!?
体力の限界…
?
そうなの!?
そういう
ことなの!?
ギャー
そんなこんなで
思うところがありまして

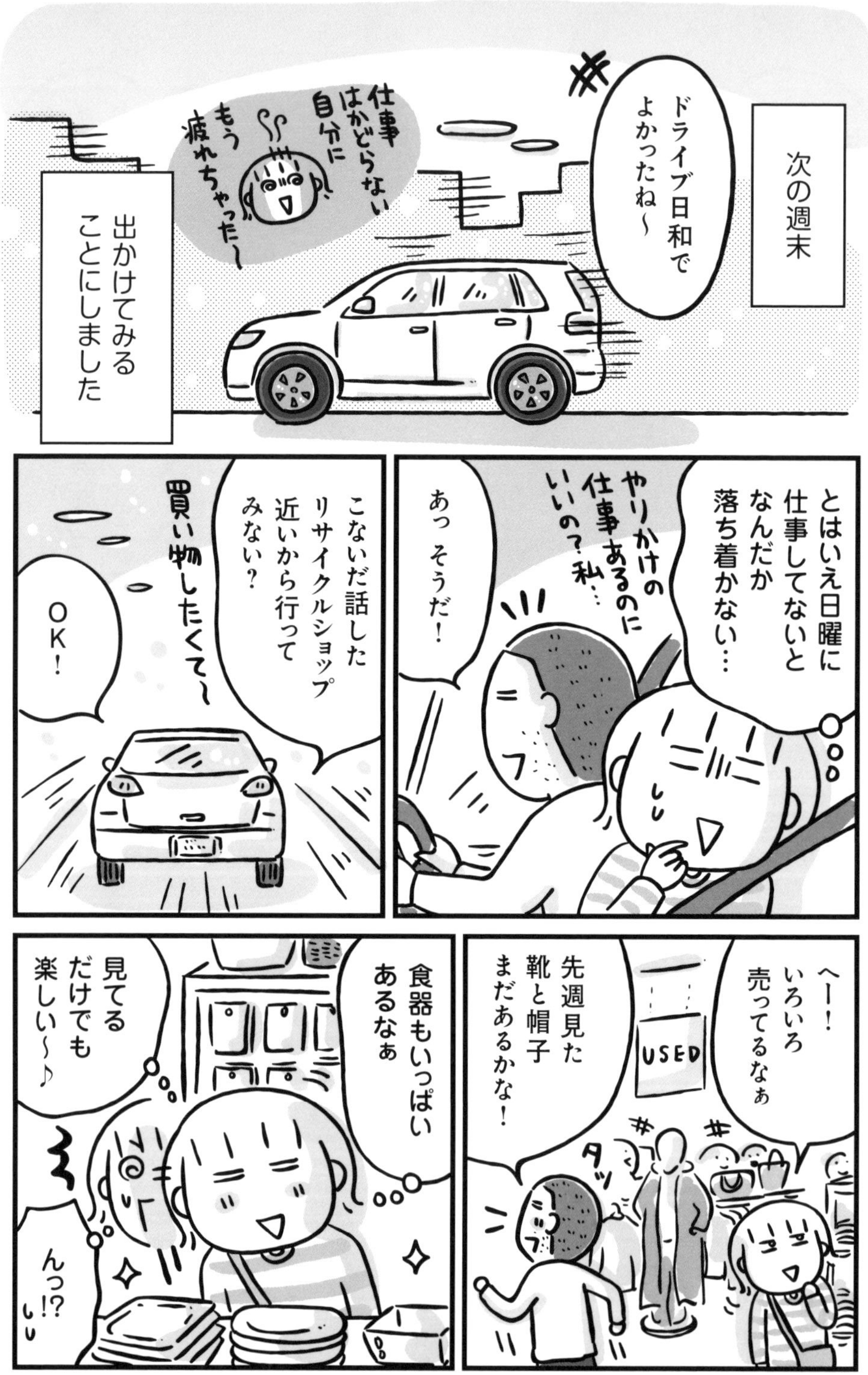

次の週末
ドライブ日和でよかったね～
仕事はかどらない自分にもう疲れちゃった～
出かけてみることにしました
とはいえ日曜に仕事してないとなんだか落ち着かない…
やりかけの仕事あるのにいいの？私…
あっ そうだ！
こないだ話したリサイクルショップ近いから行ってみない？
買い物したくて～
ＯＫ！
へー！いろいろ売ってるなぁ
USED
先週見た靴と帽子まだあるかな！
タッ
食器もいっぱいあるなぁ
見てるだけでも楽しい～♪
んっ!?

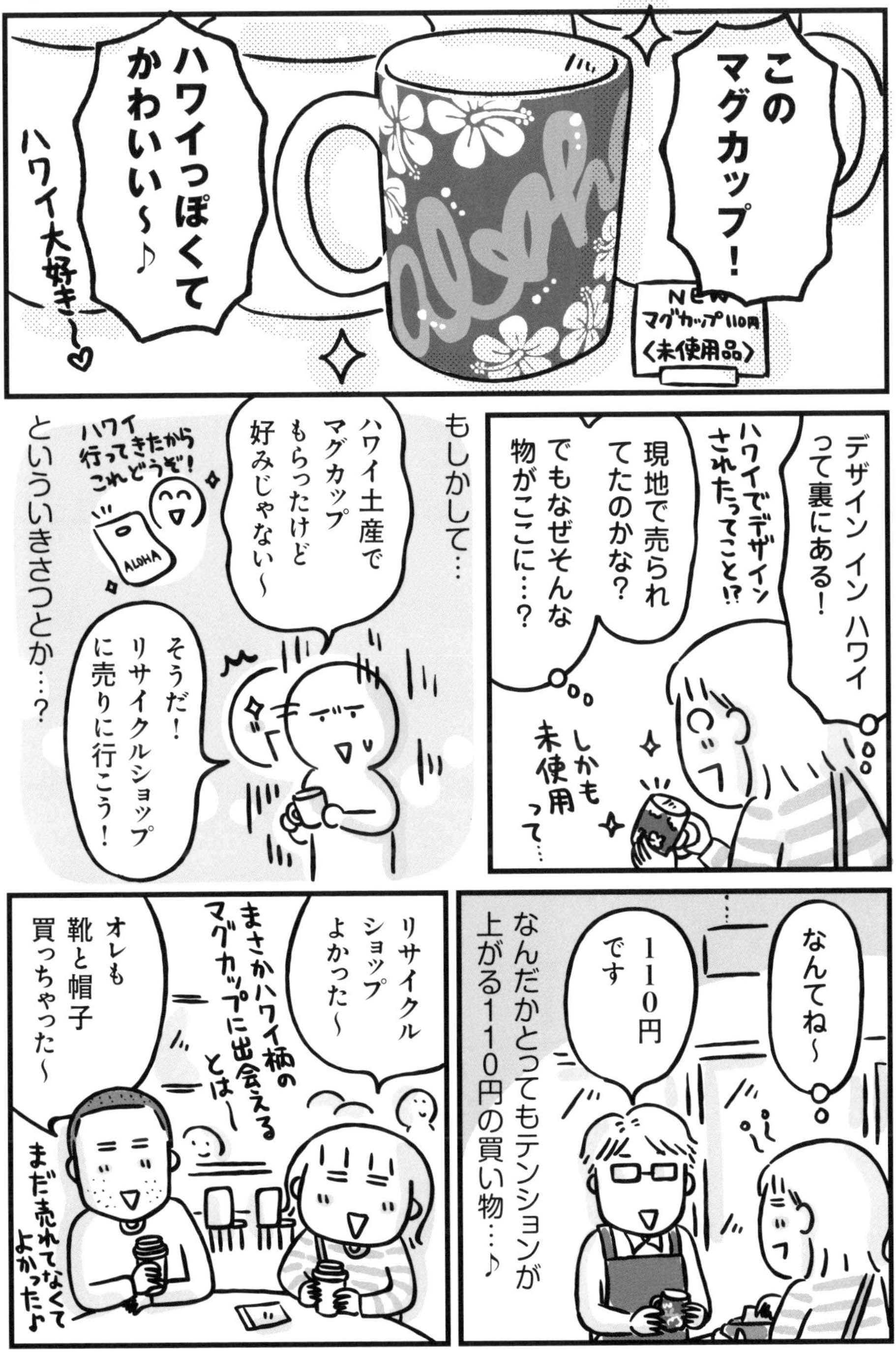
このマグカップ!
ハワイっぽくてかわいい〜♪
ハワイ大好き〜♡
NEW
マグカップ 110円
〈未使用品〉
デザイン イン ハワイって裏にある!
ハワイでデザインされたってこと!?
現地で売られてたのかな?
でもなぜそんな物がここに…?
しかも未使用って…
もしかして…
ハワイ土産でマグカップもらったけど好みじゃない〜
そうだ!リサイクルショップに売りに行こう!
ハワイ行ってきたからこれどうぞ!
ALOHA
といういきさつとか…?
なんてね〜
110円です
なんだかとってもテンションが上がる110円の買い物…♪
リサイクルショップよかった〜
まさかハワイ柄のマグカップに出会えるとは〜
オレも靴と帽子買っちゃった〜
まだ売れてなくてよかった♪

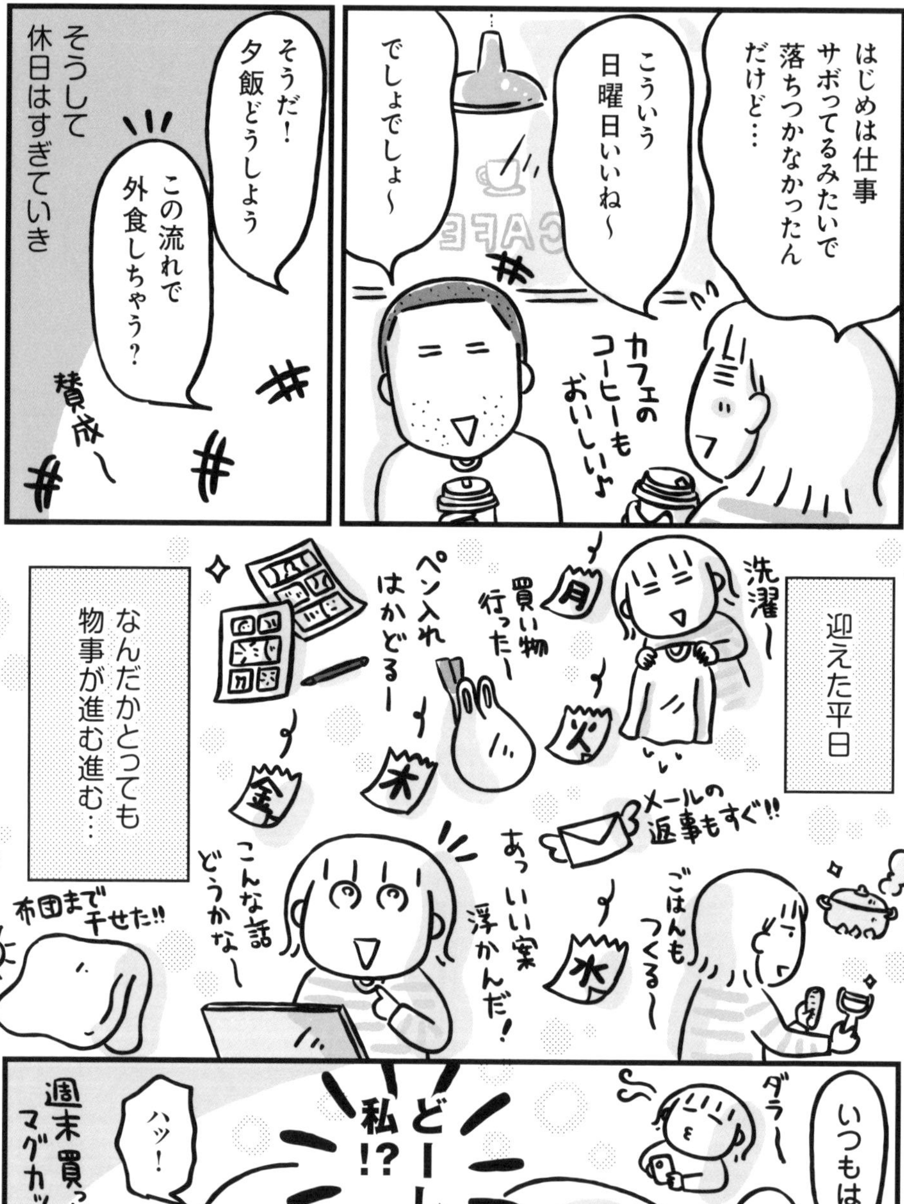
はじめは仕事サボってるみたいで落ちつかなかったんだけど…
こういう日曜日いいね〜
でしょでしょ〜
カフェのコーヒーもおいしい♪
そうだ！夕飯どうしよう
この流れで外食しちゃう？
賛成〜
そうして休日はすぎていき
迎えた平日
洗濯〜
月
買い物行った〜
火
ペン入れはかどる〜
木
金
なんだかとっても物事が進む進む…
メールの返事もすぐ!!
ごはんもつくる〜
水
あっいい案浮かんだ！
こんな話どうかな〜
布団まで干せた!!
いつもは
ダラ〜
なのに…
どーした私!?
ハッ！
週末買ったマグカップ
aloha

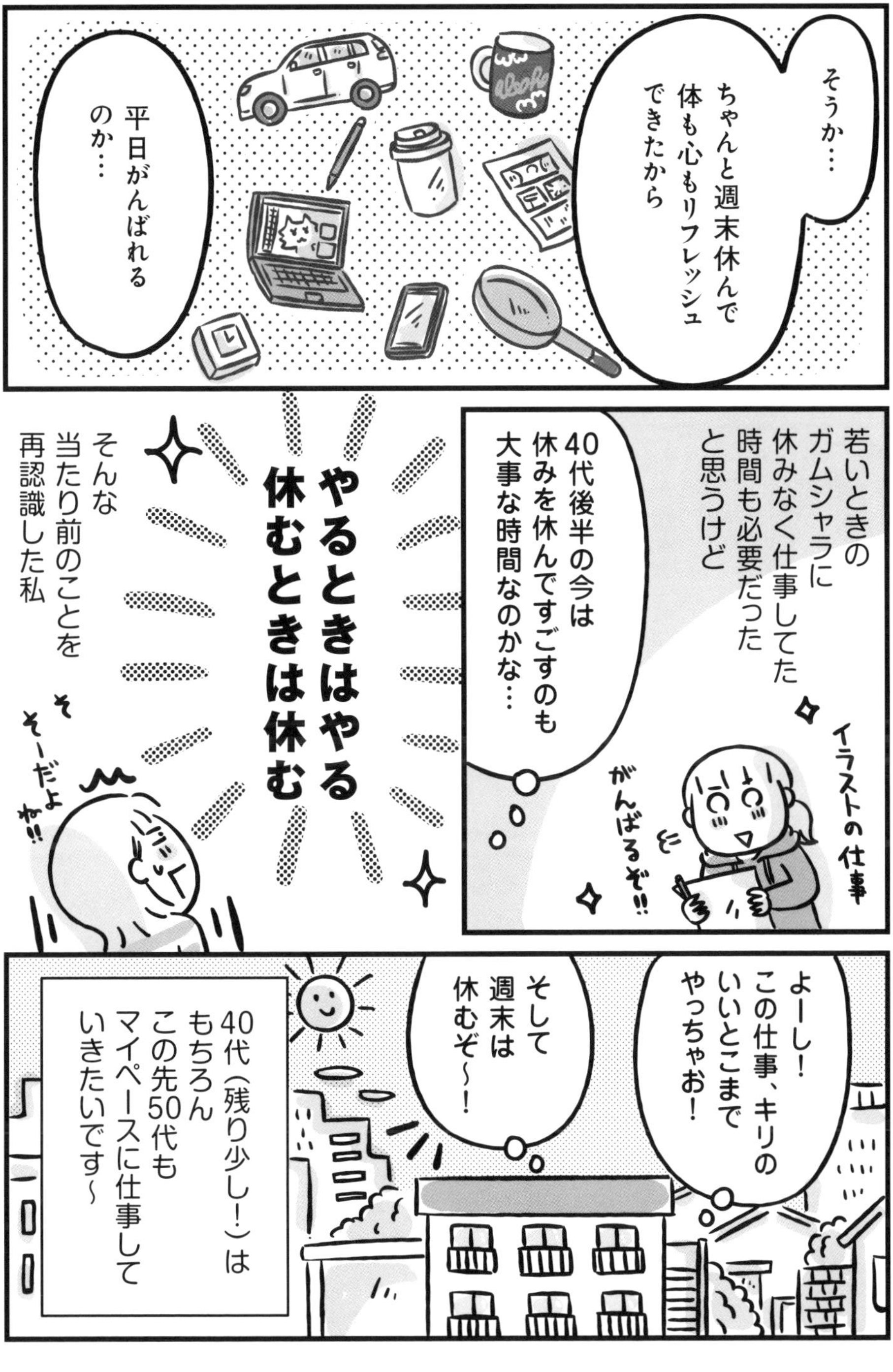
そうか…
ちゃんと週末休んで
体も心もリフレッシュ
できたから
平日がんばれる
のか…
若いときの
ガムシャラに
休みなく仕事してた
時間も必要だった
と思うけど
40代後半の今は
休みを休んですごすのも
大事な時間なのかな…
イラストの仕事
を
がんばるぞ!!
やるときはやる
休むときは休む
そんな
当たり前のことを
再認識した私
そ
そーだよね!!
よーし!
この仕事、キリの
いいところまで
やっちゃお!
そして
週末は
休むぞ〜!
40代(残り少し!)は
もちろん
この先50代も
マイペースに仕事して
いきたいです〜

A or B

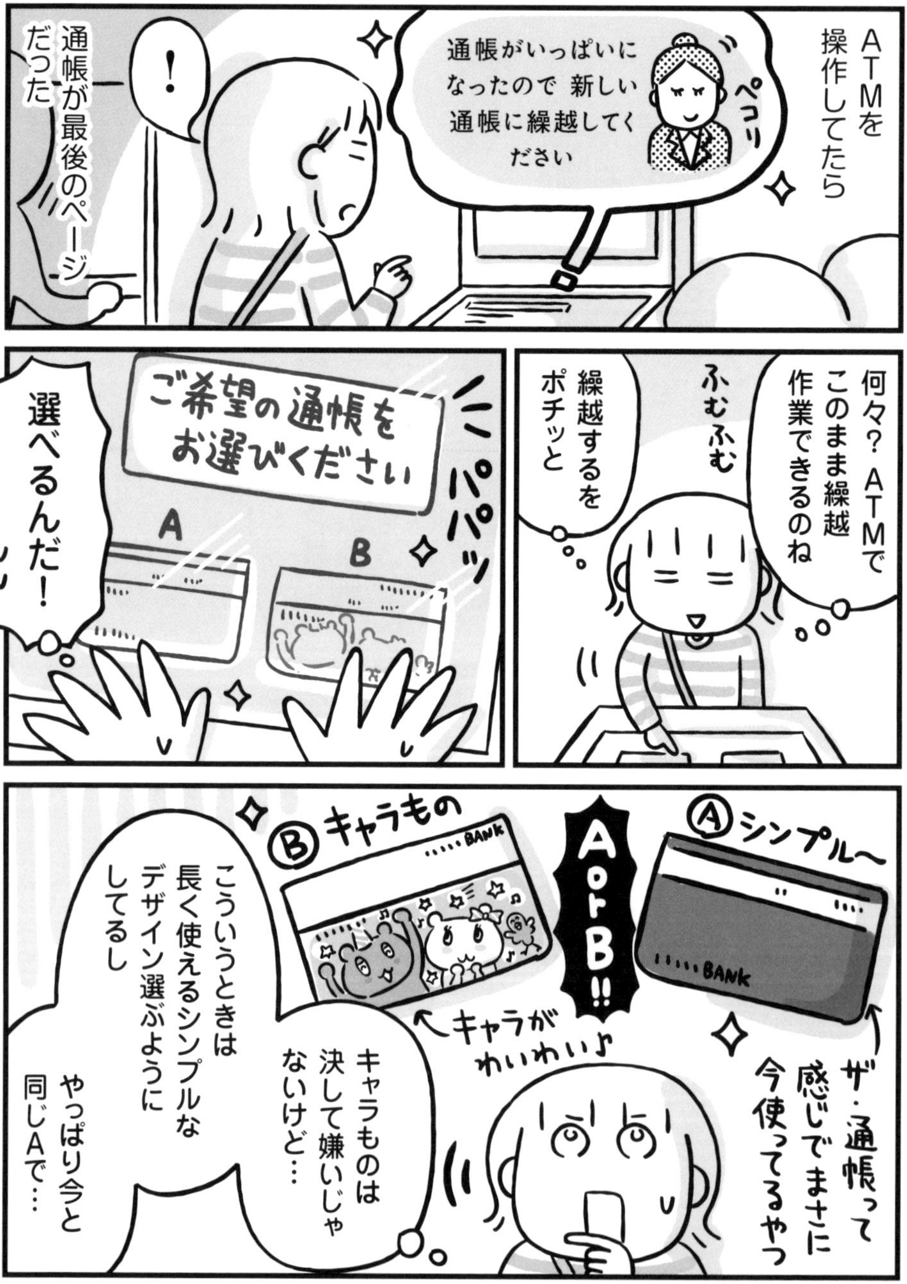

ATMを操作してたら
通帳がいっぱいになったので 新しい通帳に繰越してください
ペコリ
!
通帳が最後のページだった
何々? ATMでこのまま繰越作業できるのね
ふむふむ
繰越するをポチッと
パパッ
ご希望の通帳をお選びください
A
B
選べるんだ!
Ⓐシンプル〜
A or B!!
Ⓑキャラもの
BANK
BANK
ザ・通帳って感じでまさに今使ってるやつ
キャラがわいわい♪
キャラものは決して嫌いじゃないけど…
こういうときは長く使えるシンプルなデザイン選ぶようにしてるし
やっぱり今と同じAで…

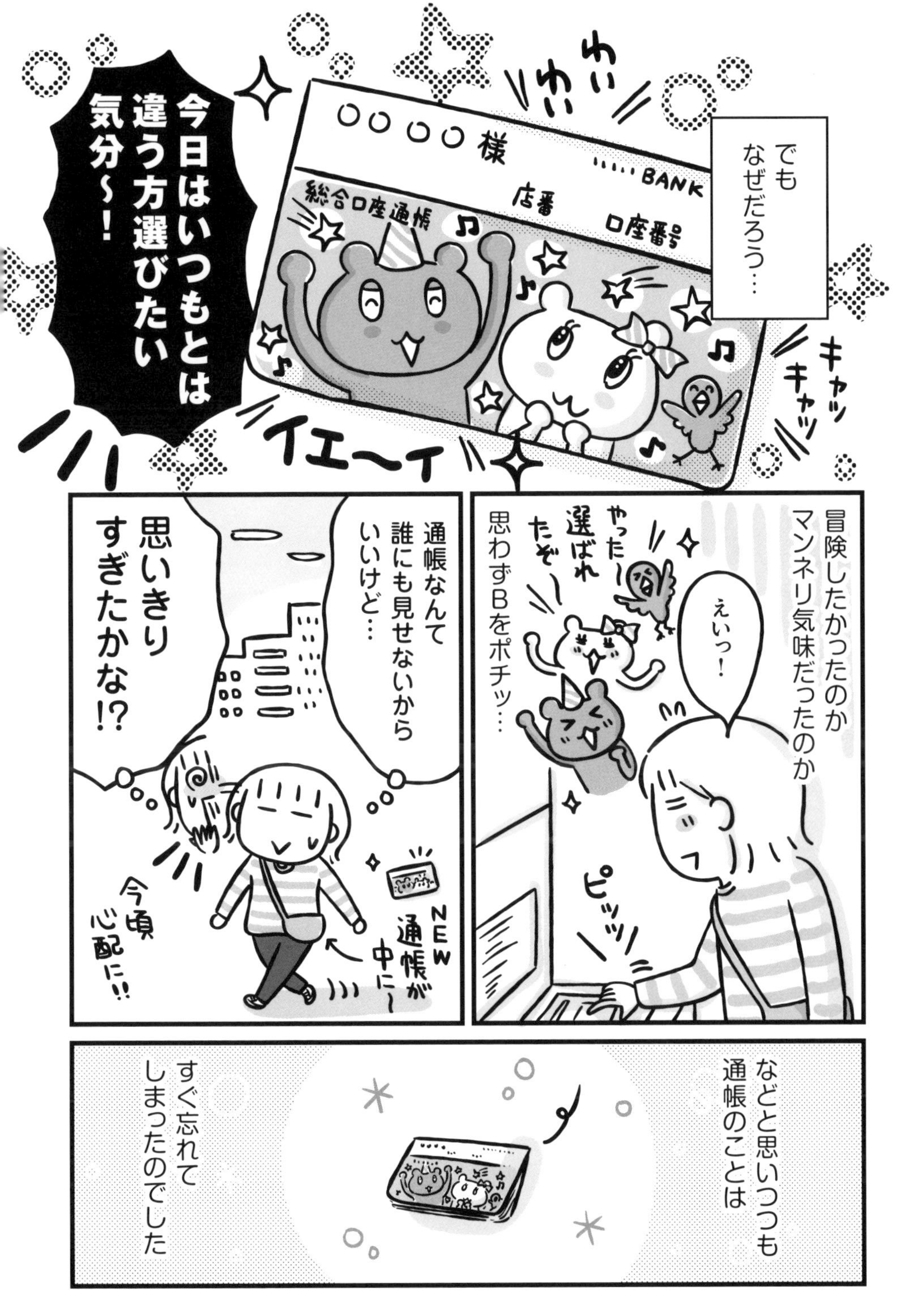
でも
なぜだろう…
○○○○様
BANK
総合口座通帳
店番
口座番号
わいわい
キャッキャッ
イエ〜イ
今日はいつもとは違う方選びたい気分〜！
冒険したかったのか
マンネリ気味だったのか
えいっ！
やった〜
選ばれたぞ〜
思わずBをポチッ…
ピッッッ
通帳なんて
誰にも見せないから
いいけど…
思いきり
すぎたかな!?
NEW
通帳が
中に〜
今頃
心配に!!
などと思いつつも
通帳のことは
すぐ忘れて
しまったのでした

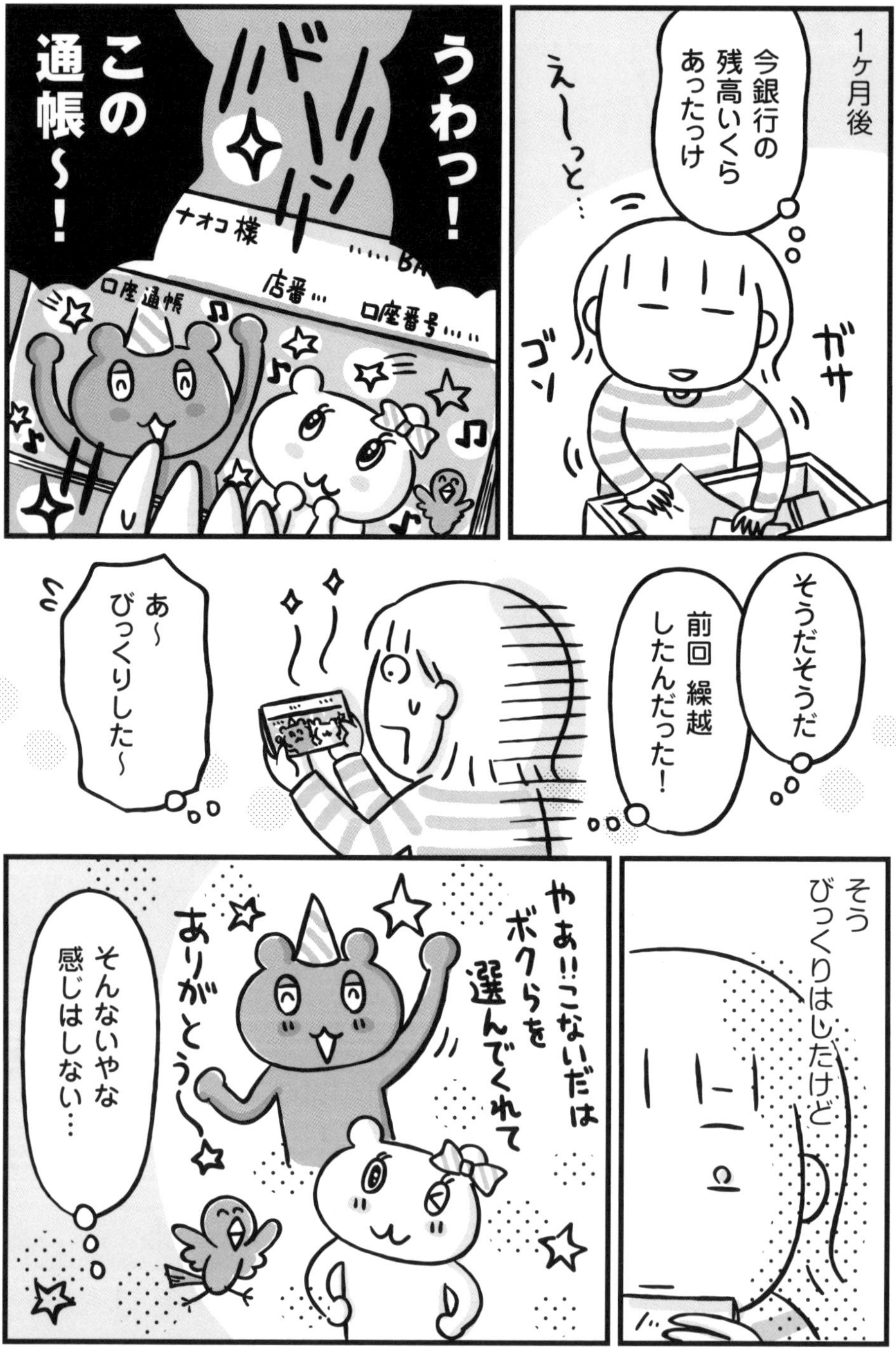
1ヶ月後
今銀行の残高いくらあったっけ
えーっと…
ガサ
ゴソ
うわっ!
この通帳〜!
ドーン
ナオコ様
……BA
口座通帳
店番…
口座番号……
そうだそうだ
前回 繰越したんだった!
あ〜
びっくりした〜
そう
びっくりはしたけど
やあ!!こないだは
ボクらを
選んでくれて
ありがとう〜
そんないやな
感じはしない…

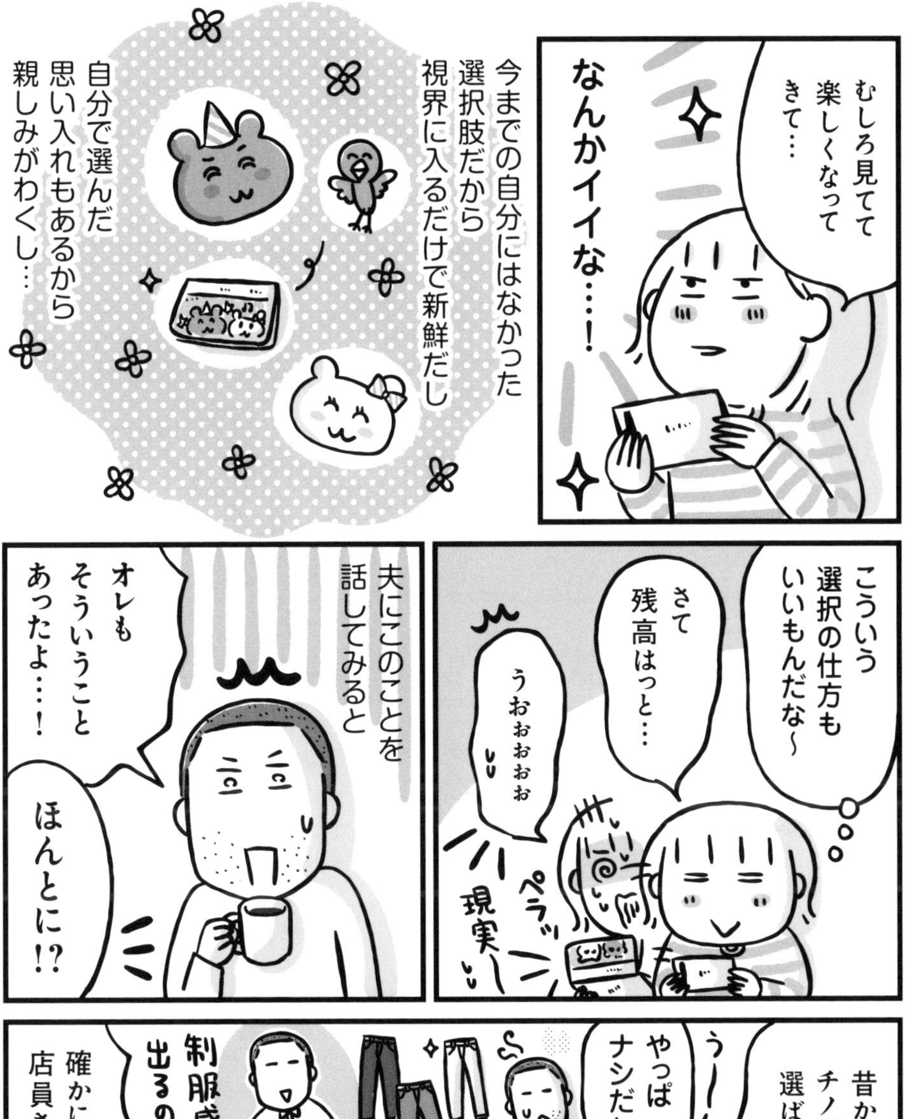

むしろ見てて楽しくなってきて…
なんかイイな…！
今までの自分にはなかった選択肢だから視界に入るだけで新鮮だし
自分で選んだ思い入れもあるから親しみがわくし…
こういう選択の仕方もいいもんだな～
さて残高はっと…
うおおおおお
ペラッ
現実
夫にこのことを話してみると
オレもそういうことあったよ…！
ほんとに!?
昔からパンツ買うときチノパンだけはなーんか選ばずに来ててさ…
うーん
やっぱナシだな
なぜか店員さんっぽくなる気が…
制服感が出るのかな？
確かにこういう店員さんいる！

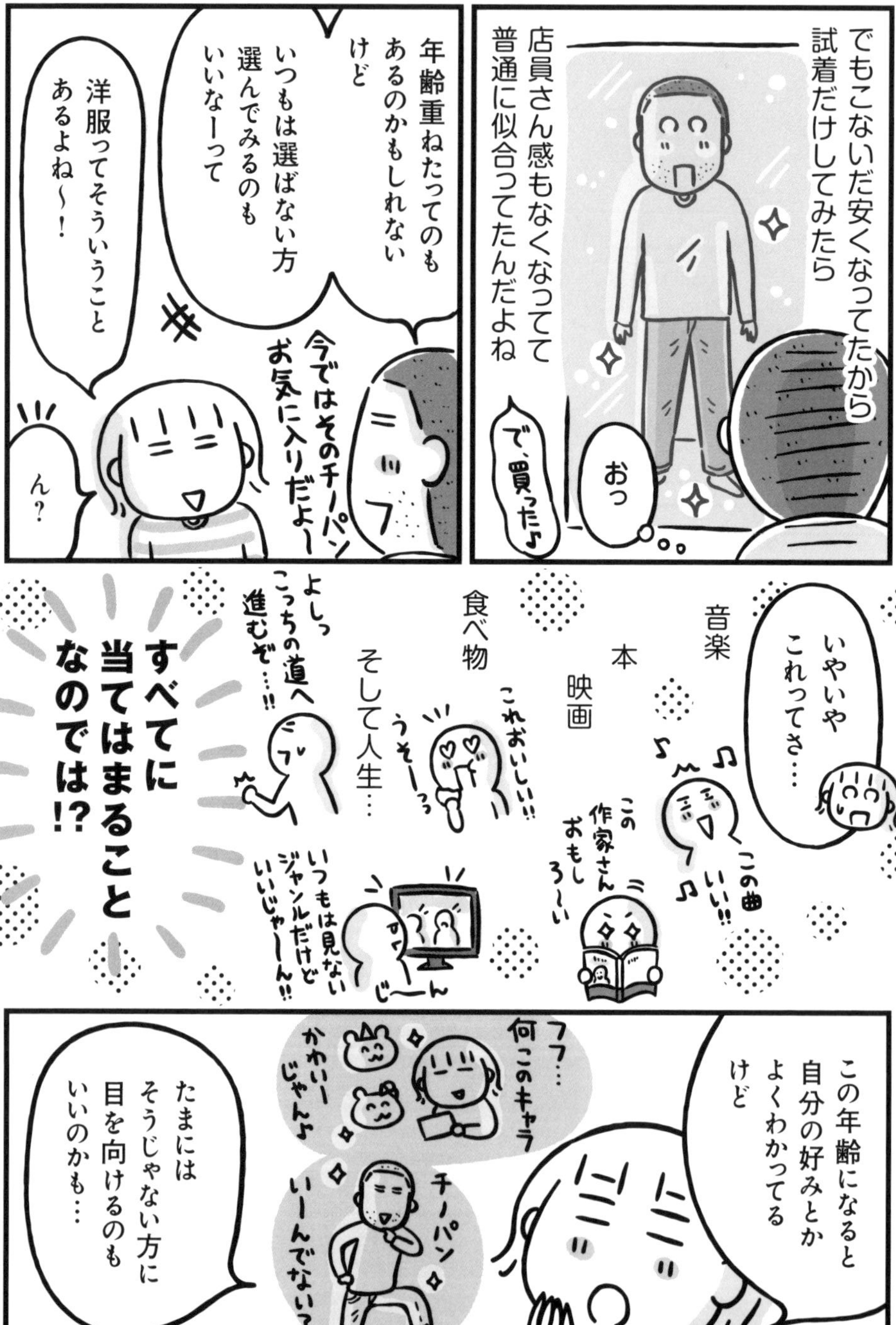

でもこないだ安くなってたから試着だけしてみたら
店員さん感もなくなってて普通に似合ってたんだよね
おっ
で、買った♪
年齢重ねたってのもあるのかもしれないけど
いつもは選ばない方選んでみるのもいいなーって
今ではそのチノパンお気に入りだよ〜
洋服ってそういうことあるよね〜〜!
ん?
いやいやこれってさ…
音楽
この曲いい!!
本
映画
この作家さんおもしろ〜い
食べ物
これおいしい!!
うそーっ
そして人生…
よしっこっちの道へ進むぞ…!!
いつもは見ないジャンルだけどいいじゃーん!!
じ〜ん
すべてに当てはまることなのでは!?
この年齢になると自分の好みとかよくわかってるけど
フフ…何このキャラ
かわいーじゃん♪
チノパン
いーんでないっ?
たまにはそうじゃない方に目を向けるのもいいのかも…

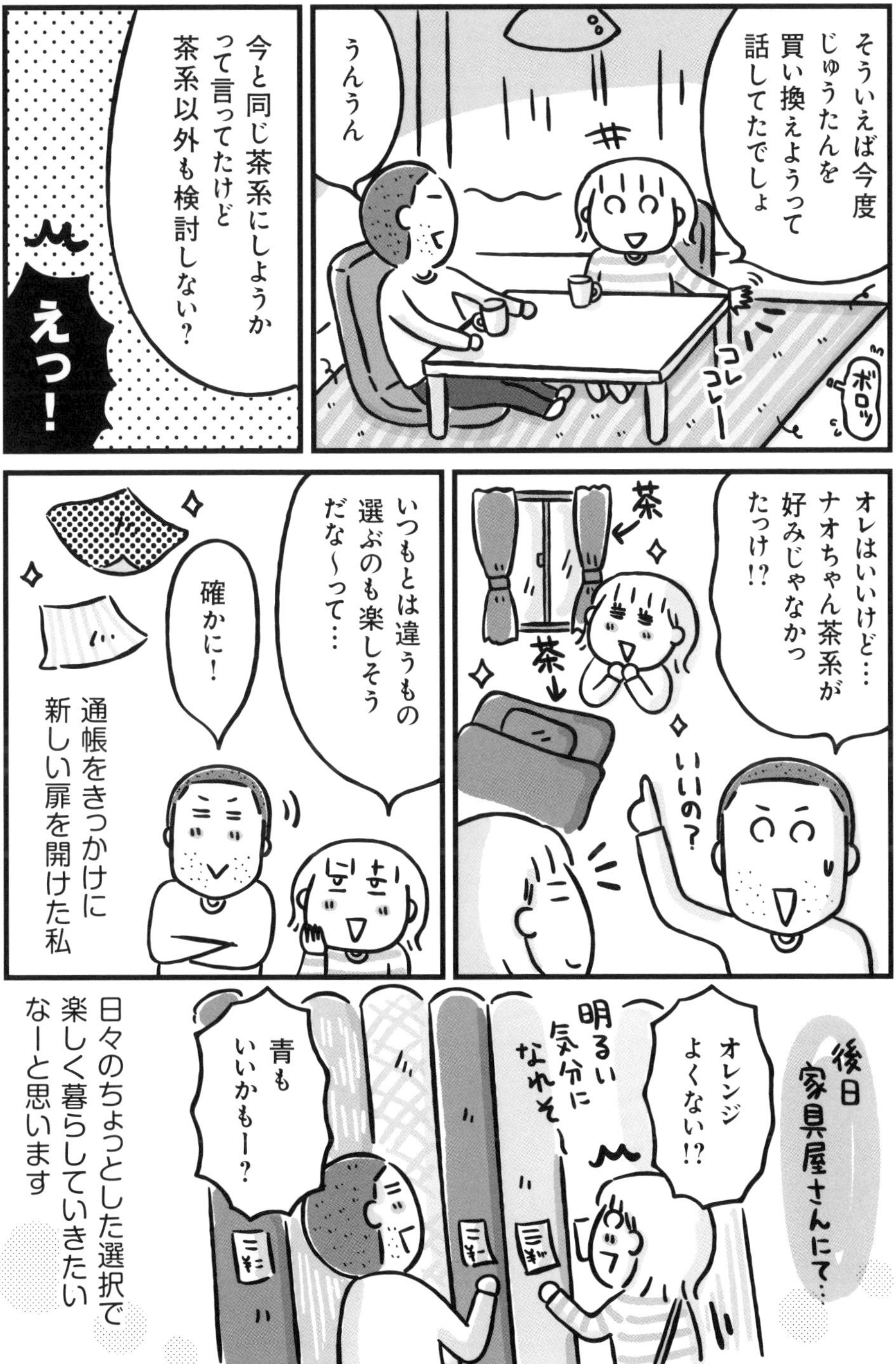
そういえば今度じゅうたんを買い換えようって話してたでしょ
うんうん
ボロッ
コレコレー
今と同じ茶系にしようかって言ってたけど茶系以外も検討しない？
えっ！
オレはいいけど…ナオちゃん茶系が好みじゃなかったっけ!?
茶
茶
いいの？
いつもとは違うもの選ぶのも楽しそうだな～って…
確かに！
通帳をきっかけに新しい扉を開けた私
後日家具屋さんにて…
オレンジよくない!?
明るい気分になれそ～
青もいいかもー？
日々のちょっとした選択で楽しく暮らしていきたいなーと思います

ミニコラム お風呂

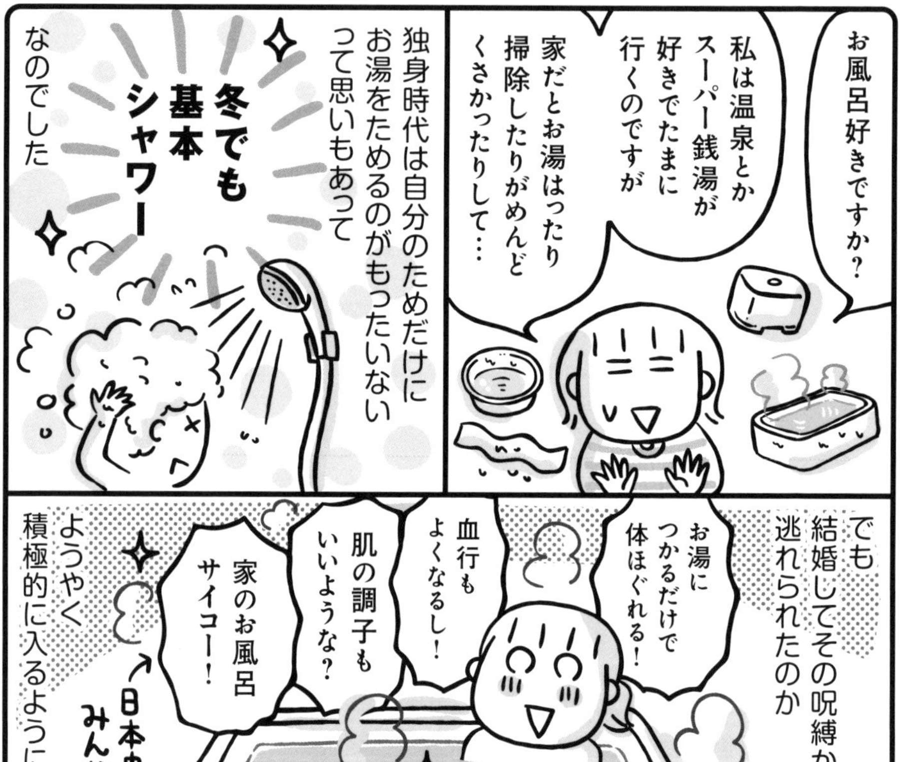
お風呂好きですか？
私は温泉とかスーパー銭湯が好きでたまに行くのですが
家だとお湯はったり掃除したりがめんどくさかったりして…
独身時代は自分のためだけにお湯をためるのがもったいないって思いもあって
冬でも基本シャワー
なのでした
でも結婚してその呪縛から逃れられたのか
お湯につかるだけで体ほぐれる！
血行もよくなるし！
肌の調子もいいような？
家のお風呂サイコー！
日本中のみんな知ってる
ようやく積極的に入るように…
そうすると好きなお風呂の入り方もできてきて
チラッ…
今日仕事早く終わりそう
ハッチーまだ会社だし
あれやるか！
ガッ

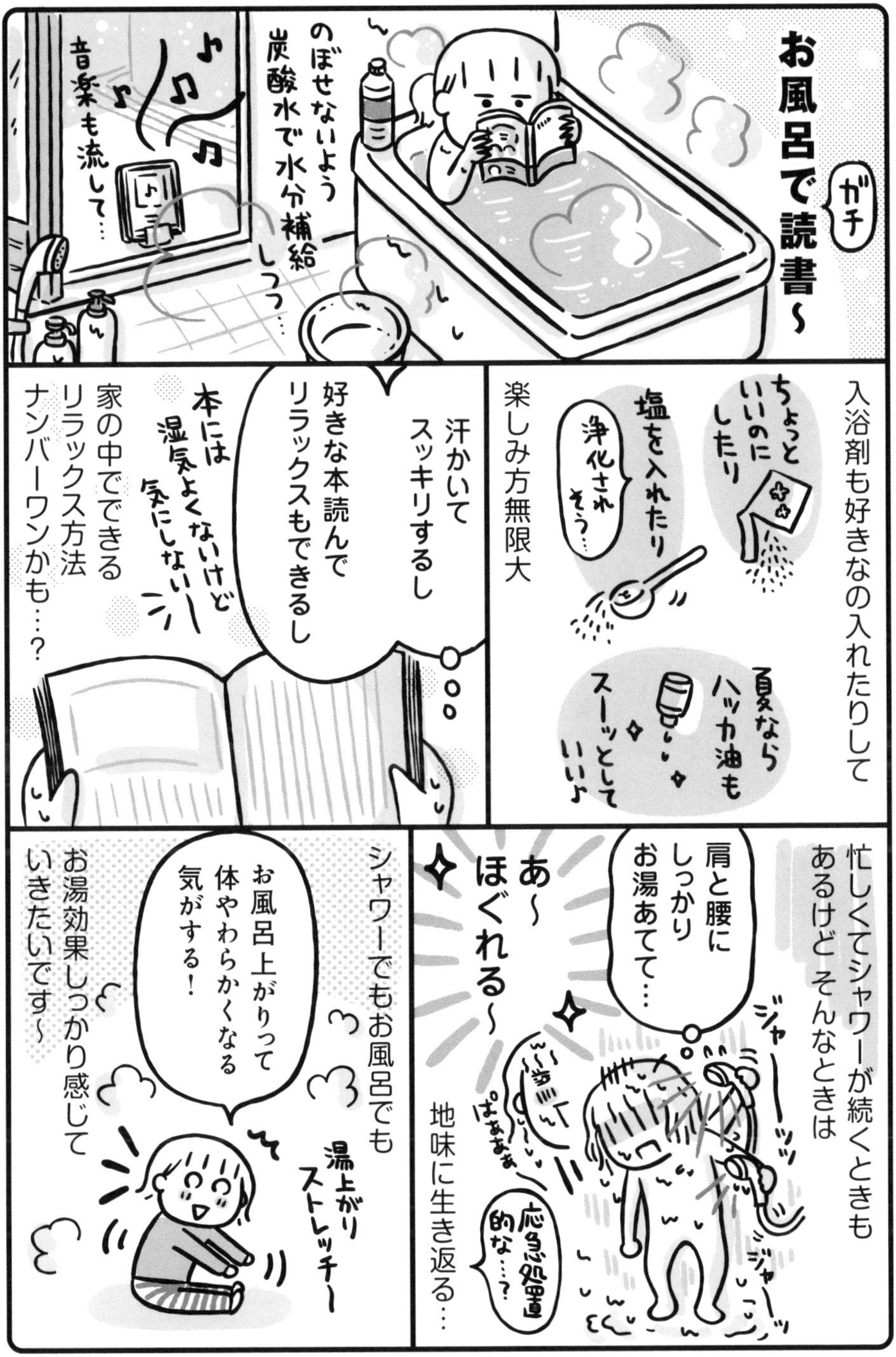
お風呂で読書～
ガチ
のぼせないよう炭酸水で水分補給しつつ…
音楽も流して…
入浴剤も好きなの入れたりして
ちょっといいのにしたり
塩を入れたり
浄化されそう…
夏ならハッカ油も
スーッとしていい♪
楽しみ方無限大
汗かいてスッキリするし
好きな本読んでリラックスもできるし
本には湿気よくないけど気にしない
家の中でできるリラックス方法ナンバーワンかも…？
忙しくてシャワーが続くときもあるけどそんなときは
肩と腰にしっかりお湯あてて…
ジャーーッ
ジャーーッ
あ～ほぐれる～
ぱあああ
応急処置的な…？
地味に生き返る…
シャワーでもお風呂でも
お風呂上がりって体やわらかくなる気がする！
湯上がりストレッチ～
お湯効果しっかり感じていきたいです～

たまには神頼み

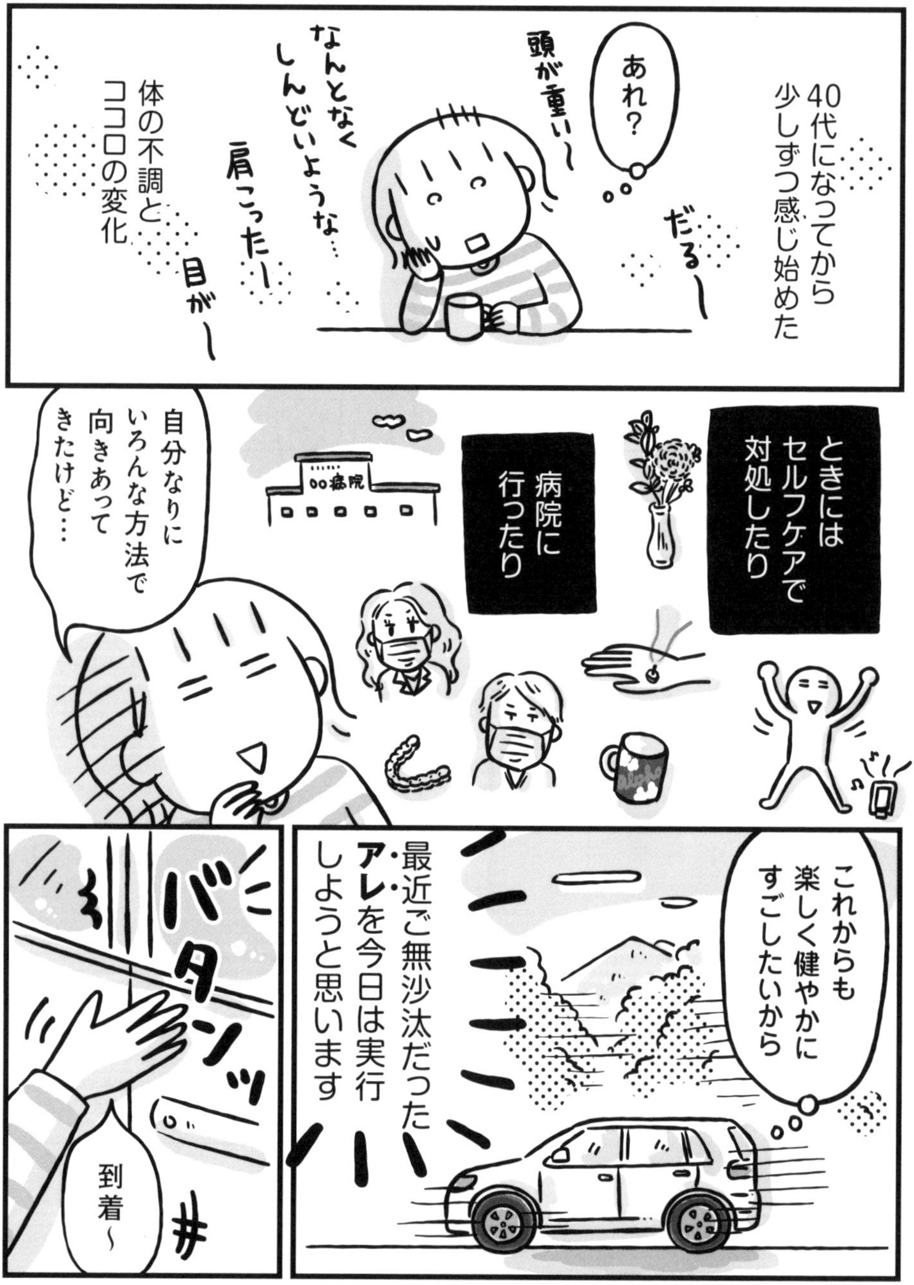
40代になってから少しずつ感じ始めた
あれ？
だる〜
頭が重い〜
なんとなくしんどいような…
肩こった〜
目が〜
体の不調とココロの変化
ときにはセルフケアで対処したり
病院に行ったり
〇〇病院
自分なりにいろんな方法で向きあってきたけど…
これからも楽しく健やかにすごしたいから
最近ご無沙汰だったアレを今日は実行しようと思います
バターンッ
到着〜

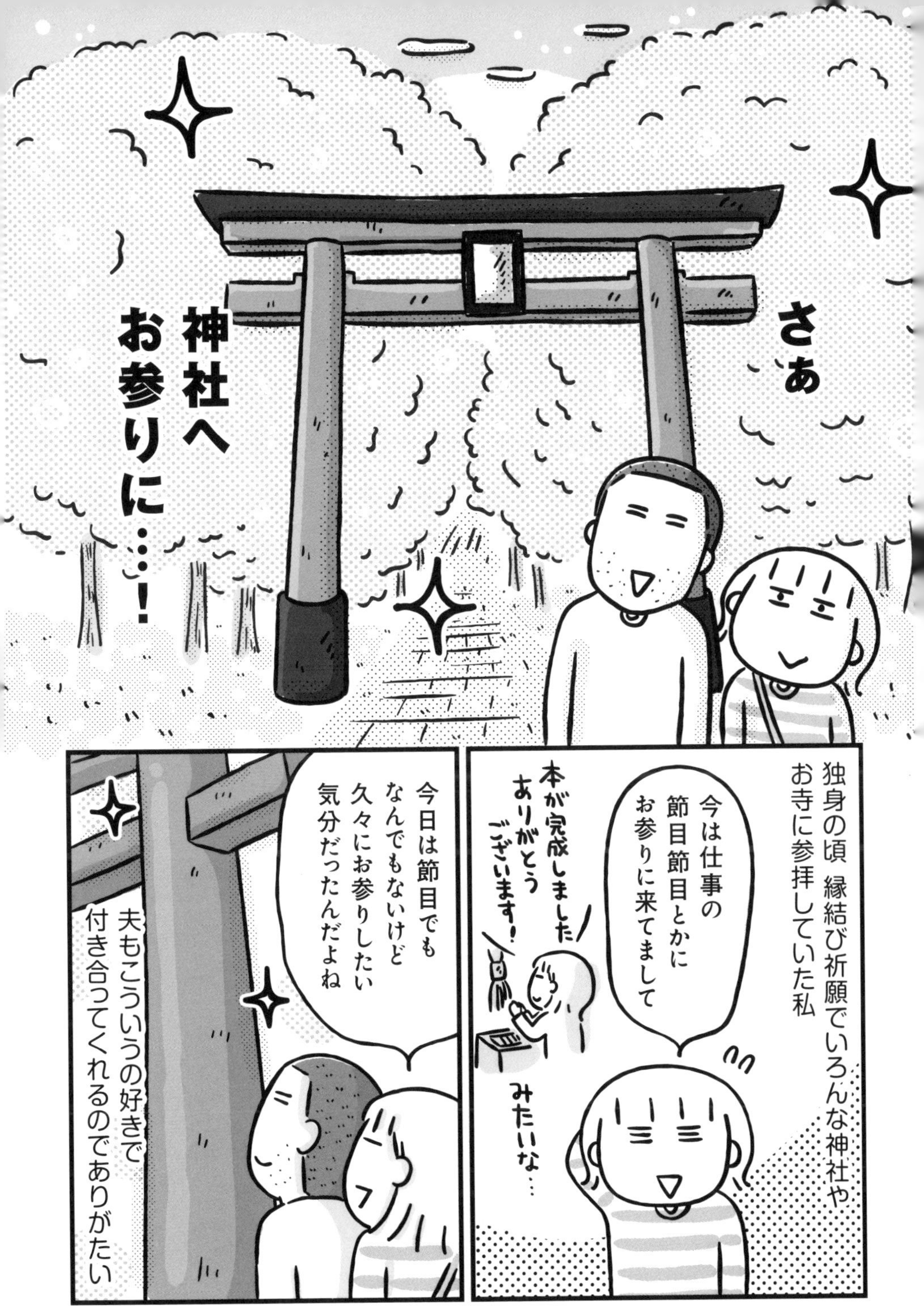
さぁ
神社へ
お参りに…！
独身の頃 縁結び祈願でいろんな神社やお寺に参拝していた私
今は仕事の節目節目とかにお参りに来てまして
本が完成しましたありがとうございます！
みたいな…
今日は節目でもなんでもないけど久々にお参りしたい気分だったんだよね
夫もこういうの好きで付き合ってくれるのでありがたい

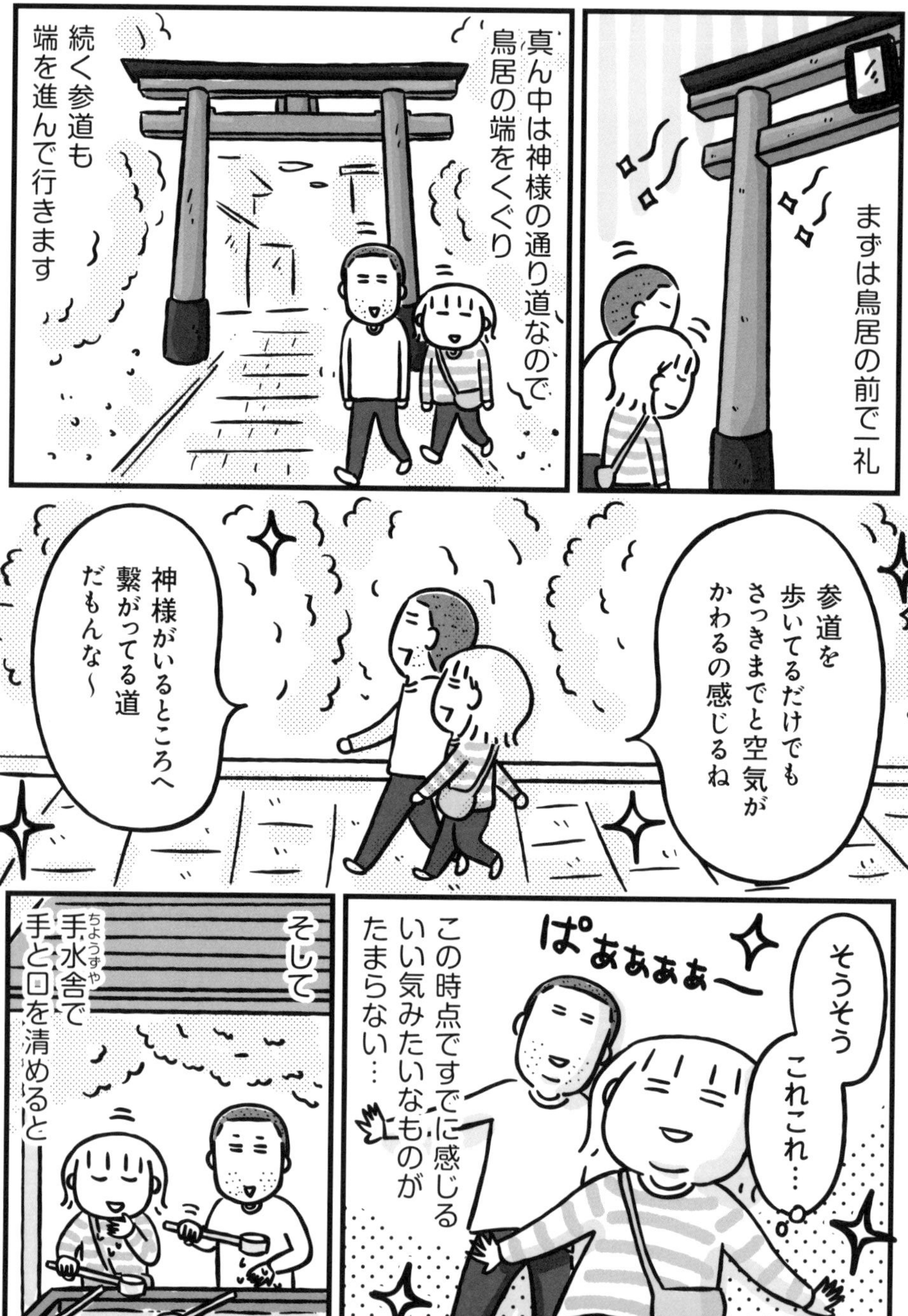
まずは鳥居の前で一礼
真ん中は神様の通り道なので
鳥居の端をくぐり
続く参道も
端を進んで行きます
参道を歩いてるだけでもさっきまでと空気がかわるの感じるね
神様がいるところへ繋がってる道だもんな～
そうそう
これこれ…
ぱあああぁ～
この時点ですでに感じるいい気みたいなものがたまらない…
そして
手水舎《ちょうずや》で手と口を清めると

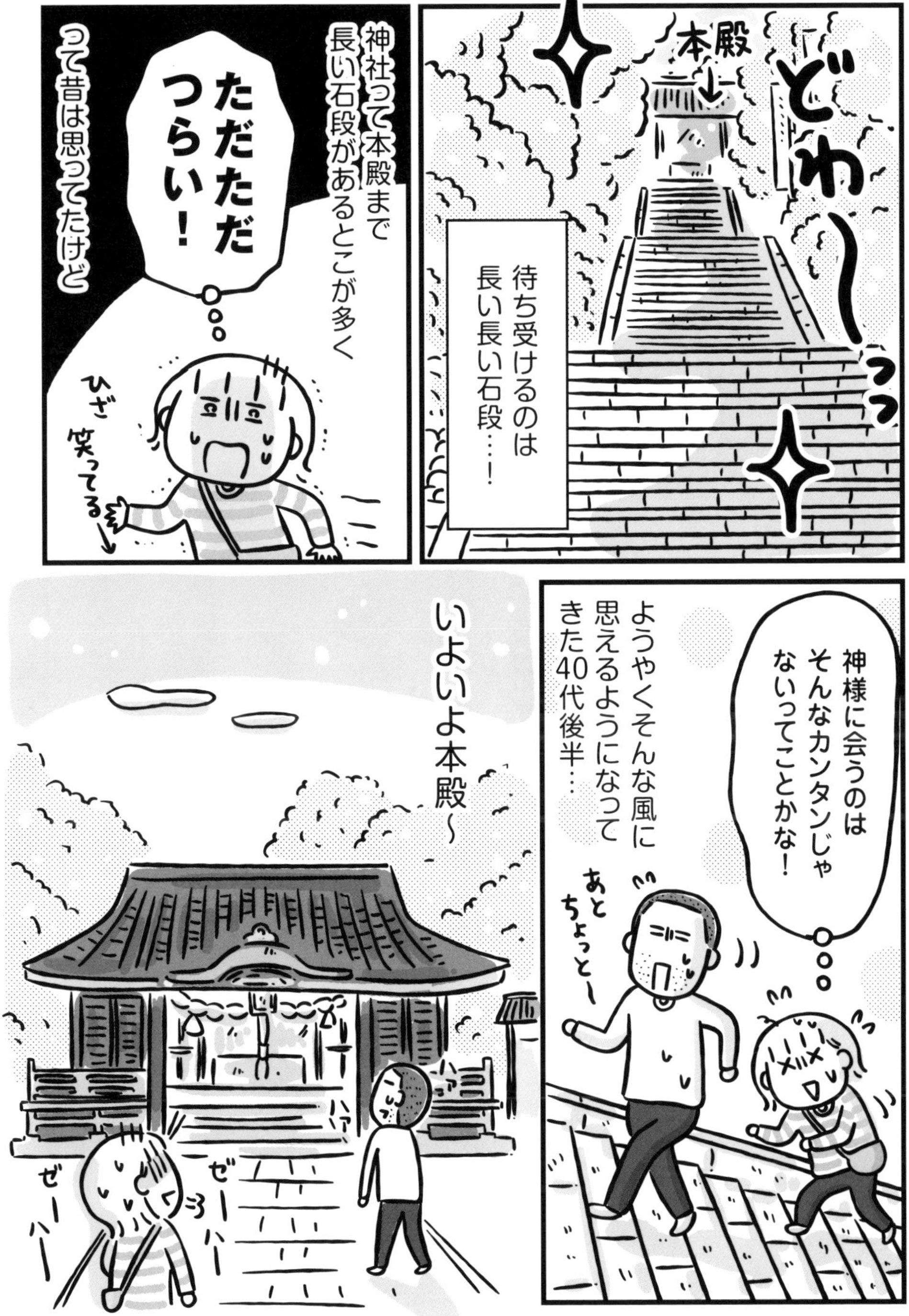
どわ〜〜っ
本殿
待ち受けるのは長い長い石段…！
神社って本殿まで長い石段があるとこが多く
ただただつらい！
って昔は思ってたけど
ひざ笑ってる
神様に会うのはそんなカンタンじゃないってことかな！
ようやくそんな風に思えるようになってきた40代後半…
あとちょっと〜
いよいよ本殿〜
ゼーハー
ゼーハー

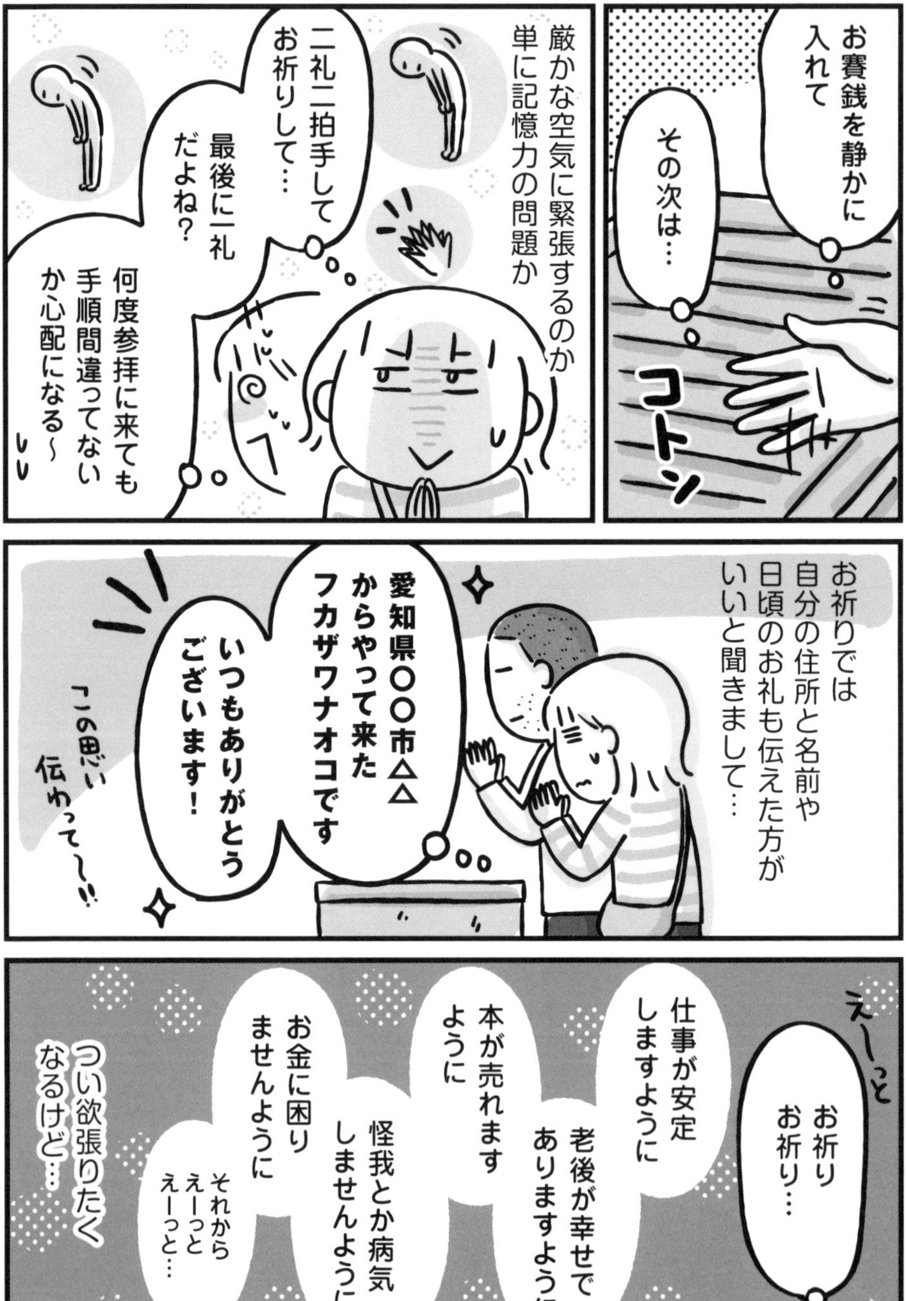
お賽銭を静かに入れて
その次は…
コトン
厳かな空気に緊張するのか単に記憶力の問題か
二礼二拍手してお祈りして…
最後に一礼だよね?
何度参拝に来ても手順間違ってないか心配になる～
お祈りでは自分の住所と名前や日頃のお礼も伝えた方がいいと聞きまして…
愛知県○○市△△からやって来たフカザワナオコです
いつもありがとうございます!
この思い伝わって～!!
えーっと
お祈りお祈り…
仕事が安定しますように
老後が幸せでありますように
本が売れますように
怪我とか病気しませんように
お金に困りませんように
それからえーっとえーっと…
つい欲張りたくなるけど…

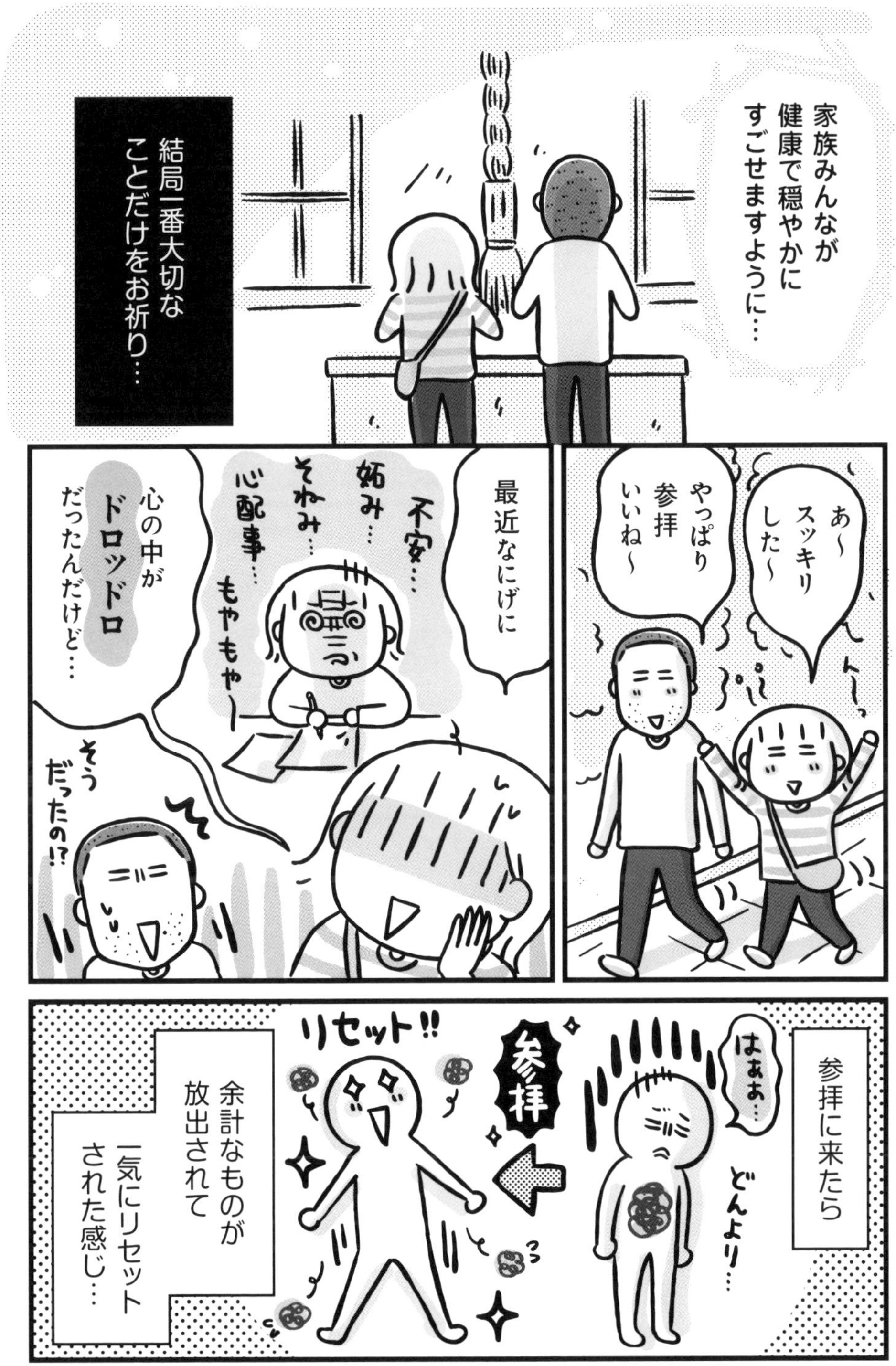
家族みんなが健康で穏やかにすごせますように…
結局一番大切なことだけをお祈り…
あ〜スッキリした〜
やっぱり参拝いいね〜
最近なにげに
不安… 妬み… そねみ… 心配事… もやもや〜
心の中がドロッドロだったんだけど…
そうだったの!?
参拝に来たら
はぁぁ…
どんより…
参拝
リセット!!
余計なものが放出されて
一気にリセットされた感じ…

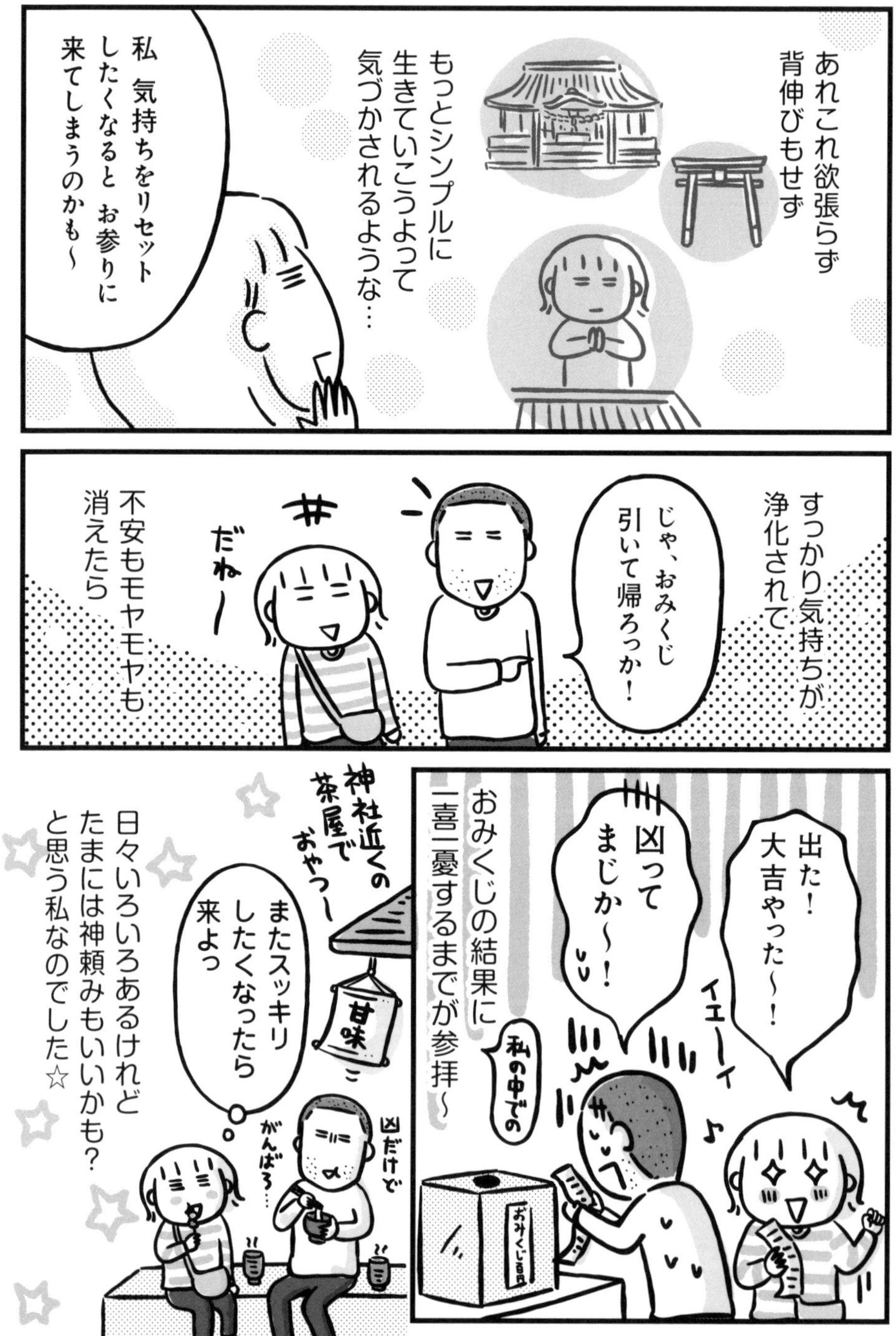
あれこれ欲張らず
背伸びもせず
もっとシンプルに生きていこうよって気づかされるような…
私 気持ちをリセットしたくなると お参りに来てしまうのかも～
すっかり気持ちが浄化されて
じゃ、おみくじ引いて帰ろっか！
だね～
不安もモヤモヤも消えたら
出た！大吉やった～！
イエーイ
凶ってまじか～！
私の中での
おみくじの結果に一喜一憂するまでが参拝～
おみくじ箱
神社近くの茶屋でおやつ～
甘味
またスッキリしたくなったら来よっ
凶だけど
がんばろ…
日々いろいろあるけれど たまには神頼みもいいかも？と思う私なのでした☆

これやると（ここに行くと）私はスッキリする！っていうのを知っておくの大事…

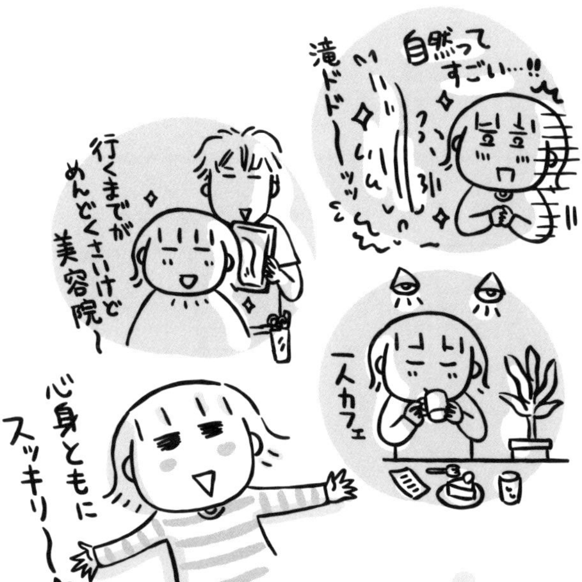
自然ってすごい…!!
滝ドドーッッ
行くまでがめんどくさいけど美容院〜
一人カフェ
心身ともにスッキリ〜☆

おわりに

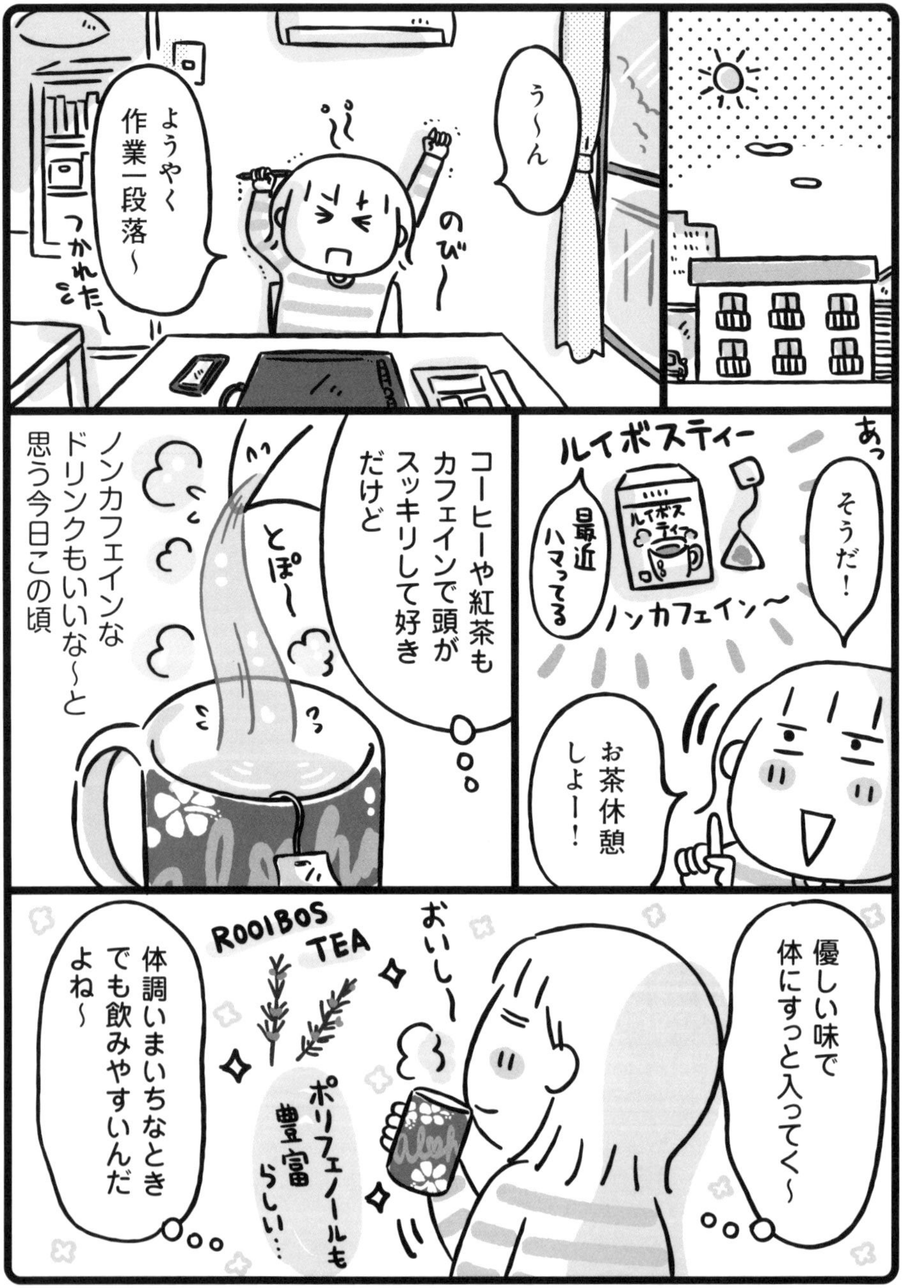
うーん
のび〜
ようやく作業一段落〜
つかれた〜
あっ
そうだ！
ルイボスティー
最近ハマってる
ノンカフェイン〜
お茶休憩しよー！
コーヒーや紅茶もカフェインで頭がスッキリして好きだけど
とぽ〜
ノンカフェインなドリンクもいいな〜と思う今日この頃
優しい味で体にすっと入ってく〜
おいし〜
ROOIBOS TEA
ポリフェノールも豊富らしい…
体調いまいちなときでも飲みやすいんだよね〜

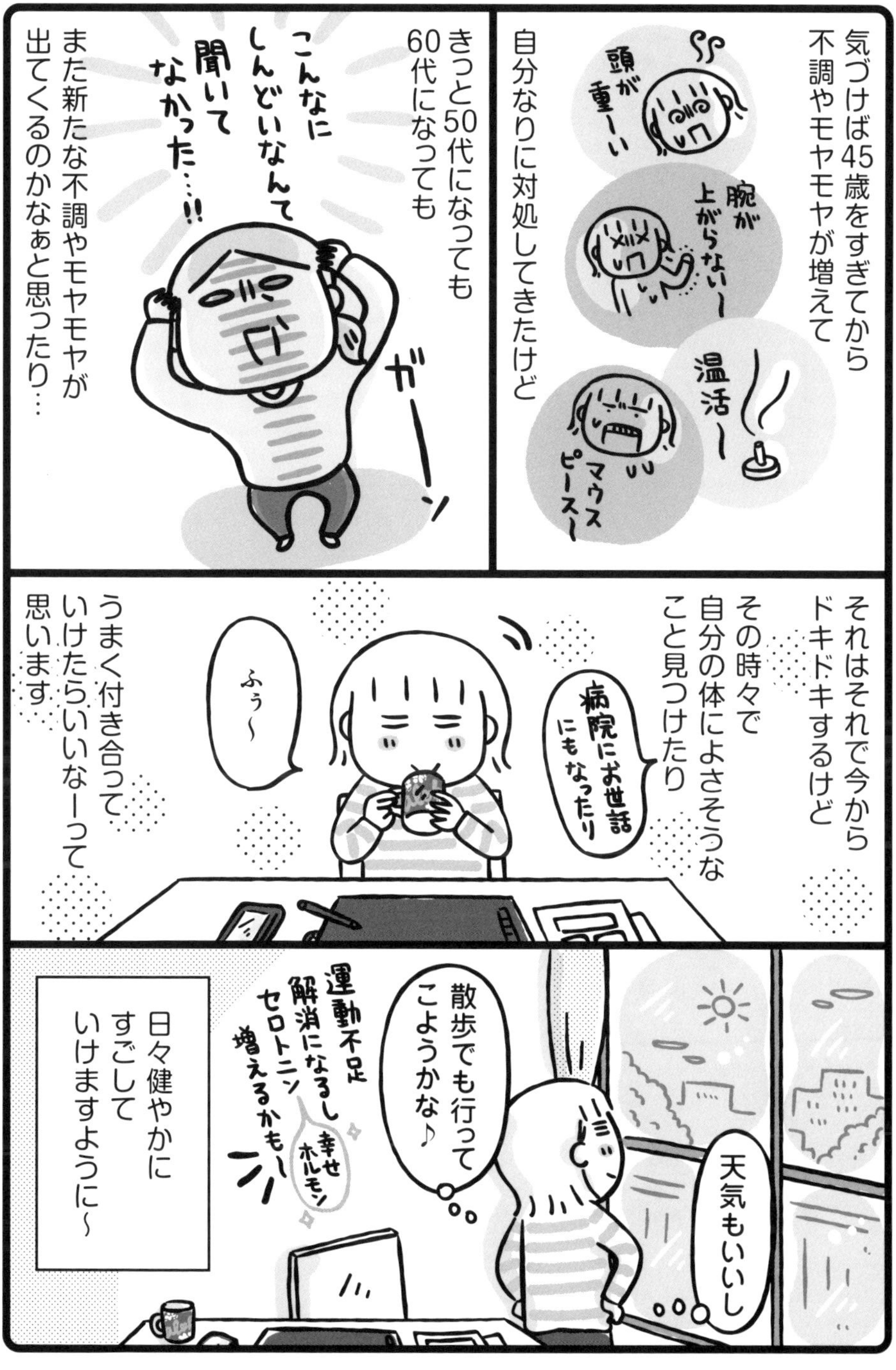

気づけば45歳をすぎてから
不調やモヤモヤが増えて
頭が重ーい
腕が上がらない〜
温活〜
マウスピース〜
自分なりに対処してきたけど
きっと50代になっても
60代になっても
こんなにしんどいなんて聞いてなかった…!!
ガーン
また新たな不調やモヤモヤが出てくるのかなぁと思ったり…
それはそれで今から
ドキドキするけど
その時々で
自分の体によさそうなこと見つけたり
病院にお世話にもなったり
ふぅ〜
うまく付き合っていけたらいいなーって思います
天気もいいし
散歩でも行ってこようかな♪
運動不足解消になるしセロトニン増えるかも〜
幸せホルモン
日々健やかにすごしていけますように〜

〈著者紹介〉
フカザワナオコ　1973年生まれ。愛知県在住。漫画家&イラストレーター。主な著書に『毎日がおひとりさま。』(主婦の友社)等の「おひとりさま」シリーズ、『母娘台湾ふたり旅』『ハワイ最高レッツゴー!』『45歳、結婚3年、お金オンチの私にもわかるように家計と老後のことを教えてください!』等がある。

日常のちょっとした発見を描く絵日記ブログ「ひとこま作者」を日々更新中。
http://hitokomasakusya.blog.jp

ブックデザイン
名和田耕平デザイン事務所

40代が、こんなにしんどいなんて聞いてなかった
2021年9月10日　第1刷発行

著　者　フカザワナオコ
発行人　見城 徹
編集人　森下康樹
編集者　君和田麻子　岩堀 悠

発行所　株式会社 幻冬舎
〒151-0051 東京都渋谷区千駄ヶ谷4-9-7

電話:03(5411)6211(編集)
03(5411)6222(営業)
振替:00120-8-767643
印刷・製本所:株式会社 光邦

検印廃止

ISBN978-4-344-03809-7 C0095
幻冬舎ホームページアドレス　https://www.gentosha.co.jp/

この本に関するご意見・ご感想をメールでお寄せいただく場合は、
comment@gentosha.co.jpまで。